H 20
— 37

BIBLIOTHÈQUE MÉDICALE

FONDÉE PAR MM.

J.-M. CHARCOT   et   **G.-M. DEBOVE**

DIRIGÉE PAR M.

G.-M. DEBOVE

Membre de l'Académie de médecine,
Professeur à la Faculté de médecine de Paris,
Médecin de l'hôpital Andral.

BIBLIOTHÈQUE MÉDICALE CHARCOT-DEBOVE

Reliure amateur tête dorée, le vol. 3 fr. 50

VOLUMES PARUS DANS LA COLLECTION

V. Hanot. La Cirrhose hypertrophique avec ictère chronique.

G.-M. Debove et Courtois-Suffit. Traitement des pleurésies purulentes.

J. Comby. Le Rachitisme.

Ch. Talamon. Appendicite et Pérityphlite.

G.-M. Debove et Rémond (de Metz). Lavage de l'estomac.

J. Seglas. Des troubles du langage chez les aliénés.

A. Sallard. Les Amygdalites aiguës.

L. Dreyfus-Brissac et I. Bruhl. Phtisie aiguë.

P. Sollier. Les Troubles de la mémoire.

De Sinety. De la Stérilité chez la femme et de son traitement.

G.-L. Debove et J. Renault. Ulcère de l'estomac.

G. Daremberg. Traitement de la Phtisie pulmonaire. 2 vol.

Ch. Luzet. La Chlorose.

E. Mosny. Broncho-Pneumonie.

A. Mathieu. Neurasthénie.

N. Gamaleïa. Les Poisons bactériens.

H. Bourges. La Diphtérie.

Paul Blocq. Les Troubles de la marche dans les maladies nerveuses.

P. Yvon. Notions de pharmacie nécessaires au médecin. 2 vol.

L. Galliard. Le Pneumothorax.

E. Trouessart. La Thérapeutique antiseptique.

Juhel-Rénoy. Traitement de la fièvre typhoïde.

J. Gasser. Les causes de la fièvre typhoïde.

G. Patein. Les Purgatifs.

A. Auvard et E. Caubet. Anesthésie chirurgicale et obstétricale.

L. Catrin. Le Paludisme chronique.

Labadie-Lagrave. Pathogénie et traitement des néphrites et du mal de Bright.

E. Ozenne. Les Hémorroïdes.

Pierre Janet. État mental des hystériques. — Les stigmates mentaux.

H. Luc. Les Névropathies laryngées.

R. du Castel. Tuberculoses cutanées.

J. Comby. Les Oreillons.

Chambard. Les Morphinomanes.

J. Arnould. La Désinfection publique.

Achalme. Érysipèle.

P. Boulloche. Les Angines à fausses membranes.

E. Lecorché. Traitement du diabète sucré.

Barbier. La Rougeole.

M. Boulay. Pneumonie lobaire aiguë. 2 vol.

A. Sallard. Hypertrophie des amygdales.

Richardière. La Coqueluche.

G. André. Hypertrophie du cœur.

E. Barié. Bruits de souffle et bruits de galop.

L. Galliard. Le Choléra.

Polin et Labit. Hygiène alimentaire.
Boiffin. Tumeurs fibreuses de l'utérus.
E. Rondot. Le Régime lacté.
Ménard. Coxalgie tuberculeuse.
F. Verchère. La Blennorrhagie chez la femme. 2 vol.
Pierre Janet. État mental des hystériques, accidents mentaux.
P. Legueu. Chirurgie du rein et de l'uretère.
P. de Molènes. Traitement des affections de la peau. 2 vol.
Ch. Monod et J. Jayle. Cancer du sein.
P. Mauclaire. Ostéomyélites de la croissance.
Blache. Clinique et thérapeutique infantiles. 2 vol.
A. Reverdin (de Genève). Antisepsie et Asepsie chirurgicales.
Louis Beurnier. Les Varices.
G. André. L'Insuffisance mitrale.
Guermonprez (de Lille) et Bécue (de Cassel). Actinomycose.
P. Bonnier. Vertige.
De Grandmaison. La Variole.
A. Courtade. Anatomie, physiologie et séméiologie de l'oreille.
J. Duplaix. Des Anévrysmes.
Ferrand. Le Langage, la Parole et les Aphasies.
Paul Rodet et C. Paul. Traitement du lymphatisme.
H. Gillet. Rythmes des bruits du cœur (physiologie et pathologie).
Lecorché. Traitement de la goutte.
J. Arnould. La Stérilisation alimentaire.
Legrain. Microscopie clinique.
Pierre Achalme. Immunité dans les maladies infectieuses.
A. Martha. Des Endocardites aiguës.
E. Périer. Hygiène alimentaire des enfants.
J. Comby. Empyème pulsatile.
L. Poisson. Adénopathies tuberculeuses.
Laveran. Des Hématozoaires chez l'homme et les animaux.
R. Blanchard. Les vers du sang.

POUR PARAITRE PROCHAINEMENT

Magnan et Legrain. Les Dégénérés.
Charcot et Pitres. Les Centres corticaux moteurs.
M. Bureau. Les Aortites.
G. Martin. Myopie. Hypéropie. Astigmatisme.
Mauclaire et de Bovis. Des Angiomes.
J. Garel. Rhinoscopie.
A. Robin. Ruptures de cœur.
E. Valude. Les Ophtalmies du nouveau-né.
Legry. Les Cirrhoses alcooliques du foie.
Denucé. Le Mal de Pott.

LES HÉMATOZOAIRES

DE

L'HOMME ET DES ANIMAUX

PAR LES DOCTEURS

LAVERAN

Médecin principal de 1re classe, professeur à l'École du Val-de-Grâce
Membre de l'Académie de Médecine

ET

R. BLANCHARD

Professeur agrégé à la Faculté de Médecine de Paris
Membre de l'Académie de Médecine

DEUXIÈME PARTIE
LES VERS DU SANG

AVEC 11 FIGURES DANS LE TEXTE

PARIS

RUEFF ET Cⁱᵉ ÉDITEURS

106, BOULEVARD SAINT-GERMAIN, 106

1895

Tous droits réservés

LES HÉMATOZOAIRES

DE L'HOMME ET DES ANIMAUX

LES VERS DU SANG

L'opinion que le sang de l'Homme peut parfois contenir des Vers est fort ancienne : un grand nombre d'auteurs ont prétendu avoir rencontré des helminthes dans le cœur ou dans les vaisseaux, mais l'examen attentif de leurs écrits amène à conclure que, le plus souvent, on a pris pour des parasites de simples caillots fibrineux et que, dans d'autres cas, l'existence d'un véritable hématozoaire n'a pas été constatée d'une manière positive.

Sans entrer dans le détail de ces observations, rappelons celles qui ont été le plus souvent citées ou reproduites. Les faits rapportés par Welsch et par Polisius, à propos de Vers vus dans le cœur de l'Homme, ne sauraient être admis; ces auteurs ont pris évidemment pour des helminthes des concrétions fibrineuses. La même remarque est applicable à plusieurs observations citées par Senac.

Les faits dont font mention Borelli, Peter de Castro, Kircher, etc., ne méritent pas davantage créance : il en est de même pour les prétendues observations de Bartholin, de Fabrice d'Aquapendente, de Spigel, etc. Les auteurs, dans tous ces cas, ne donnent ni descriptions, ni dessins, mais se bornent à de simples assertions.

Au xviie siècle, Jean Bauhin trouva des Vers bien authentiques dans la veine porte d'un enfant mort de la rougeole ; en 1665, Ruysch découvrit dans l'artère mésentérique antérieure du Cheval un Ver que les zoologistes désignent sous le nom de *Sclerostomum equinum;* au xviiie siècle, Morgagni observa lui-même un autre Ver, le *Spiroptera sanguinolenta,* dans des tumeurs de l'aorte du Chat.

A ces trois célèbres anatomistes sont dues les premières observations de Vers du sang. Longtemps, la science n'en compta pas d'autre exemple, et l'on put considérer les parasites de cette sorte comme ne méritant guère l'attention des médecins, des vétérinaires ou des naturalistes, à cause de leur rareté. Mais les découvertes faites au cours de ce siècle ont renversé cette croyance et ont démontré la grande importance qu'il fallait attribuer aux Vers du sang.

Voilà juste un siècle que Treutler a décrit

l'*Hexathyridium venarum*, extrait des vaisseaux sanguins de l'Homme : un nouveau chapitre de la pathologie humaine était ouvert. Depuis lors, ce chapitre n'a fait que s'étendre par l'addition d'observations nouvelles : à l'*Hexathyridium*, dont nous discuterons plus loin la véritable nature, sont venus s'ajouter la *Fasciola hepatica*, le *Schistosomum haematobium*, la *Filaria sanguinis-hominis* et d'autres Vers moins importants ou moins connus. En même temps, des constatations toutes semblables se faisaient chez les animaux sauvages ou domestiques, si bien qu'à l'heure présente l'étude des helminthes sanguicoles ne saurait être négligée ni par le naturaliste, ni par le médecin.

Les expressions d'hématozoaires ou d'helminthes sanguicoles, que nous emploierons indifféremment par la suite pour désigner les Vers dont il va être question, ne sont pas l'une et l'autre d'une exactitude rigoureuse : la première ne s'applique pas seulement aux Vers, mais encore à tout animal capable de vivre dans le sang ; toutes les deux semblent faire exclusion des Vers qui se peuvent rencontrer dans le système lymphatique. En réalité, les Vers de la lymphe ne peuvent être, dans notre étude, séparés des Vers du sang, non seulement parce que la lymphe et le sang finissent par se confondre, mais aussi parce qu'il n'existe point entre ces helminthes de différences génériques ou spécifiques. L'histoire des Vers de la lymphe est d'ailleurs très restreinte, dans l'état actuel de nos connaissances.

C'est une règle générale, que la plupart des entozoaires envahissent l'organisme à la faveur des aliments liquides ou solides. Arrivés dans l'estomac ou l'intestin, ils s'y comportent de façon variable : les uns y séjournent et y achèvent leur évolution, les autres s'enfoncent dans la paroi du tube digestif pour pénétrer dans les organes. Par exemple, on peut voir les embryons de la Trichine nager librement dans la sérosité péritonéale ou pleurale, d'où il résulte évidemment qu'ils ont traversé de part en part l'intestin, voire même le diaphragme : ils cheminent ainsi à travers les organes, jusqu'à ce qu'ils aient atteint un point à leur convenance. Mais ce mode spécial de progression à travers l'organisme n'exclut point l'hypothèse suivant laquelle, en se frayant un chemin dans l'épaisseur de la paroi intestinale, un certain nombre de ces embryons auraient pu rencontrer et percer une veinule et tomber ainsi dans le torrent circulatoire, grâce auquel se ferait leur dissémination jusque dans les régions les plus lointaines de l'organisme.

Cette hypothèse est nécessaire, car elle seule nous explique une foule de faits relatifs à l'helminthiase : elle n'est pas seulement valable pour les embryons de Trichine, mais encore pour ceux des divers Ténias d'où dérivent les Cysticerques, les Cœnures, les Echinocoques, ainsi que pour maint autre helminthe. Si le *Cysticercus pisiformis* du Lapin se développe de préférence dans le foie, cela tient, comme l'a montré Laulanié, à ce que l'embryon hexacanthe dont il provient a été amené dans le viscère par la veine porte. Il est inutile d'insister sur ces faits, qui sont connus de chaque helminthologiste; nous y faisons simplement allusion pour en tirer cette conclusion, que le courant sanguin est la grande voie par laquelle les helminthes viscéraux envahissent l'organisme.

Dès lors, la différence entre un parasite viscéral et un hématozoaire se réduit à bien peu de chose : le premier sort du sang à une époque plus ou moins précoce, le second s'attarde dans le sang et peut même y séjourner d'une façon définitive. On ne sera donc pas surpris de voir que certains animaux hébergent un même parasite dans le sang à l'état jeune et dans quelque organe à l'âge adulte, ou même l'hébergent indifféremment, à tous les âges, dans le sang et dans les organes.

Ajoutons encore que certains helminthes, qui se fixent normalement en dehors du sang, peuvent par exception y pénétrer et continuer d'y vivre : ils deviennent ainsi des hématozoaires facultatifs [1]. Le fait, dûment constaté pour la *Fasciola hepatica*, ne peut surprendre, puisque cet animal, bien qu'habitant les voies biliaires, se nourrit de sang. D'ailleurs ce régime alimentaire ne lui est point spécial; il s'observe aussi chez d'autres Trématodes non sanguicoles, tels que le *Distomum lanceolatum*, le *D. pellucidum*, le *D. squamula*, le *Monostomum mutabile*, l'*Aspidogaster conchicola*, que, pour cette même raison, on peut s'attendre à trouver quelque jour dans les vaisseaux sanguins de leurs hôtes respectifs.

La liste des Vers qui peuvent vivre dans le sang de l'Homme n'est pas longue : elle ne comprend guère que trois noms (*Fasciola hepatica*, *Schistosomum haematobium* et *Filaria sanguinis-hominis*). Si nous nous bornions à l'étude de ces seuls helminthes, nous ne donnerions qu'une idée fort imparfaite des hématozoaires en général et de leur importance pathogénique. Pour mettre en évidence le rôle capital joué par ces parasites

---

1. Rappelons ici une curieuse observation d'Andral (*Acéphalocystes dans les veines pulmonaires. Anévrysme du cœur*. Clinique médicale, III, p. 401, 1826). Chez un Homme de 51 ans, les veines pulmonaires renfermaient des Hydatides. « Après s'être ainsi dilatée, la veine reprenait son calibre primitif, puis un peu plus loin elle se dilatait encore. Les poches les plus considérables auraient pu admettre une grosse noix, et les plus petites auraient pu à peine recevoir un pois. Elles existaient également dans les deux poumons. »

dans l'économie animale, nous les étudierons tout à la fois chez l'Homme et chez les animaux : il va sans dire que nous donnerons des descriptions plus brèves en ce qui concerne ces derniers et que nous nous en tiendrons simplement aux hématozoaires des Vertébrés.

Les parasites dont il va être question ne constituent point un groupe zoologique naturel : les uns sont des Plathelminthes de l'ordre des Trématodes et spécialement du sous-ordre des Distomiens ou Trématodes digénèses : les autres, beaucoup plus nombreux, sont des Némathelminthes de l'ordre des Nématodes.

Nous croyons inutile de définir ici ces groupes zoologiques, dont on trouvera l'étude détaillée dans notre *Traité de zoologie médicale*. D'une façon générale et à moins d'indication contraire, nous renvoyons à cet ouvrage le lecteur désireux d'acquérir sur les parasites étudiés ici des notions anatomiques ou embryologiques plus complètes.

HÉMATOZOAIRES DU GROUPE DES TRÉMATODES

Fasciola hepatica Linné, 1758.

La Douve du foie est trop connue pour que nous croyons devoir la décrire ici; ses migrations sont actuellement bien élucidées et ne méritent pas de nous arrêter davantage.

Le nom de Douve a été donné à la *Fasciola hepatica*, non, comme le pense Littré, parce que « le foie rempli de Douves a été comparé à une douve marécageuse », mais parce qu'on croyait que l'helminthe résultait d'une transformation d'une plante broutée par le Mouton au bord des marécages. Telle est du moins l'opinion qu'émettait Jehan de Brie, voilà plus de cinq siècles.

« Le bon pasteur, déclare-t-il, se doit garder souverainement de conduire ses bestes en pasture, audict moys de Mars, en lieux marescageux, bas et moistes. Car lors naist et croist és palus une herbe très-périlleuse, à une petite fueillette ronde

et bien verte, que l'on appelle dauve[1], laquelle
les brebis convoitent moult à menger, mais elle
leur est trop nuysant et dommageuse : car, si tost
que les brebis en ont gousté et l'ont avalé en
leurs entrailles, la dauve est de telle nature,
qu'elle demeure et se adhert au foye de la brebis
ou aultre oeille. Et celle male herbe ne remonte
plus, ne revient à runge à la gorge de la beste,
comme font aultres herbes. Mais, de celle dauve
par sa corruption sur le foye sont engendrez une
manière de vers qui par pourriture ont vie et
mengent et corrompent tout le foye de la beste :
dont elle est mise à mort par l'infection de ladicte
male herbe nommée dauve. Et après ce que la
brebis l'a receu et mengé, on s'en peult apperce-
voir à ce que elle boit plus souvent et plus habon-
damment que quand elle est saine. Et se peult
celle maladie des dauves tapir et latiter ès brebis
ung an ou plus : mais, en la fin, convient-il que
elles en meurent. Car la dauve destruict le foye,
et le foye est ung des trois membres principaulx
où la vie gist, après le cueur et le cerveau : et

---

1. Deux Renonculacées aquatiques portent actuellement le nom de Douve : ce sont la grande Douve (*Ra-
nunculus lingua* Linné) et la petite Douve (*R. flammula* L.);
elles ont la feuille entière ou légèrement dentée et
linéaire. Ce n'est donc pas d'elles que parle Jehan de
Brie ; selon toute apparence, il fait plutôt allusion, soit à
la Renoncule à feuilles de Lierre (*R. hederaceus* L.), soit
au Populage des marais (*Caltha palustris* L.).

par ce, la brebis endauvée ne peult vivre. Si doit bien doncques le berger eschever que il ne conduise ses brebis près des lieux et marescages, esquelz croist et règne ladicte dauve, par tout le temps d'esté[1]. »

La Douve vit normalement dans les canaux biliaires du Mouton ; elle s'observe aussi, mais plus rarement, dans le foie de la Chèvre, du Bœuf, du Chameau, du Cheval, de l'Ane, du Porc, du Lièvre et même de l'Homme ; nous estimons à vingt et un le nombre des cas authentiques de Douve hépatique dans les voies biliaires de l'Homme : malgré tout l'intérêt qu'ils présentent, nous devons les laisser de côté, et nous occuper uniquement des rapports du Distome avec les vaisseaux sanguins.

On a cru longtemps que cet helminthe se nourrissait de la bile au sein de laquelle il est plongé ; on reconnaissait de la bile pure dans le liquide qui remplit son tube digestif et on ne savait y déceler ni la présence de globules sanguins, ni celle des matières colorantes provenant du sang.

---

1. Ailleurs encore, Jehan de Brie revient sur ce même sujet :

« Une maladie que l'on appelle dauve vient aux brebis de manger une herbe, qui semblablement est nommée dauve. »

Il est curieux de noter que la transmission du parasite par les herbes aquatiques était déjà soupçonnée vers le milieu du XIVe siècle.

Küchenmeister prétendait, il est vrai, que la Douve se nourrit du sang de son hôte, mais sans en donner une preuve positive. L'exactitude de cette opinion est actuellement démontrée : en disséquant un foie de Mouton, dont il avait préalablement injecté les vaisseaux sanguins, Railliet trouva dans les voies biliaires un grand nombre de Douves qui avaient toutes le tube digestif rempli par la masse à injection; or celle-ci n'avait aucunement diffusé dans les canaux biliaires. Il s'ensuit donc que l'injection avait passé directement des capillaires dans la bouche des Douves, occupées à sucer le sang au moment même où l'injection a été faite.

Puisque la *Fasciola hepatica* se nourrit de sang, on ne doit pas être surpris de la voir quitter les voies biliaires pour pénétrer dans les vaisseaux sanguins. En effet, les cas de ce genre ne sont pas rares.

On peut les ranger sous deux catégories : ou bien le parasite tombe dans les vaisseaux sanguins, alors qu'il est encore très jeune et de très petite taille; ou bien il y arrive à l'âge adulte.

En ce qui concerne la première catégorie, une observation de Dunker, dont il sera question plus loin, démontre qu'effectivement on peut trouver, enkystés dans les muscles du Porc, de très jeunes Distomes, encore pourvus de la queue et de la dent perforante qui caractérisent

les Cercaires. On peut admettre qu'il s'agit, dans
ce cas, de Cercaires qui, n'ayant pas su trouver
le canal cholédoque pour remonter dans les voies
biliaires, ont pris le parti de perforer la paroi
intestinale et sont tombées ainsi dans les branches d'origine de la veine porte. La pénétration
du parasite dans les vaisseaux sanguins peut
d'ailleurs se faire en partant des canaux biliaires :
dès lors, il peut tomber tout aussi bien dans les
branches de la veine sus-hépatique.

Supposons donc que le parasite, au moment
où il s'introduit dans les veines, soit encore
d'assez petite taille pour franchir aisément les
capillaires du foie et du poumon, ou du moins
de ce dernier organe. Arrivé au cœur gauche, il
est lancé dans la grande circulation et s'arrête
en quelque point du système artériel ; ou bien, il
franchit encore les capillaires et revient par les
veines. Ce voyage à travers le corps peut d'ailleurs se faire lentement, le parasite se fixant à la
paroi vasculaire à l'aide de ses ventouses et résistant, par conséquent, au courant sanguin ; il se
nourrit abondamment, grandit vite et c'est ainsi
que les veines superficielles peuvent finalement
contenir des Distomes d'assez grande taille pour
que leur passage par le défilé des capillaires
doive être considéré comme de date assez ancienne. Il va sans dire, d'ailleurs, que la croissance du parasite peut se faire dans les artères

de la grande circulation : les capillaires lui opposent alors une barrière infranchissable, et c'est à
leur niveau qu'on va le voir tôt ou tard manifester sa présence.

Au contraire, quand le Ver est déjà d'assez
forte taille au moment où il pénètre dans les vaisseaux sanguins, il lui est difficile de franchir le
défilé des capillaires : il est arrêté par le foie, s'il
est tombé dans la veine porte ou ses branches,
ou par le poumon, s'il est tombé dans la veine
sus-hépatique. Dans le premier cas, le parasite
siège dans le système porte; dans le second cas,
on peut le rencontrer indifféremment dans la
veine sus-hépatique, dans la veine cave inférieure,
dans le cœur droit, dans l'artère pulmonaire et
ses divisions. Vu l'absence de valvules, on conçoit même qu'il puisse remonter par les veines
caves, d'une part jusqu'aux veines jugulaires,
d'autre part jusqu'à la veine fémorale; mais l'existence des valvules en amont de ces points extrê-
mes lui interdit d'aller au delà.

La présence des Douves dans le torrent circulatoire passe parfois inaperçue; mais le plus souvent elle détermine des accidents variés. Quand
le parasite pénètre dans les artères de l'encéphale, il provoque une embolie cérébrale et la
mort par apoplexie ou du moins des accidents
paralytiques, ce qui, suivant Gerlach, ne serait
point rare au début de la distomatose. S'il reste

dans les branches du système porte, il détermine des endophlébites, des thromboses et des embolies. La Douve s'arrête-t-elle dans les parties superficielles du corps, elle oblitère et irrite les vaisseaux, et amène ainsi des congestions locales et la formation d'abcès, par la rupture desquels elle se trouve rejetée hors de l'organisme. Au contraire, est-elle située dans la profondeur des organes, son élimination n'est plus possible : elle s'entoure alors d'une sorte de kyste fibreux, où elle finit par mourir.

D'autre part, la Douve adulte pond des œufs[1] : le torrent circulatoire les entraîne et les accumule dans les capillaires; ils s'enkystent également, et ainsi se forment de petits tubercules fibreux en diverses régions du corps.

D'après ce qui précède, la présence de la Douve hépatique dans le sang de l'Homme ou des animaux se manifeste de plusieurs manières, que nous allons, pour plus de clarté, distinguer en plusieurs catégories.

---

1. Moniez pense que les Douves erratiques n'arrivent pas à maturité sexuelle; certains faits démontrent le contraire. Les cinq Douves du cas de Duval, que nous avons pu examiner et dont il sera question plus loin (page 17), étaient tout à fait adultes.

I

PRÉSENCE DE LA DOUVE DANS LES VAISSEAUX SANGUINS.

La plus ancienne observation est due à Jean Bauhin; Bonet la rapporte en ces termes :

« Puer cum Morbillis laboraret, et ratione eorum vita functus esset, dubium erat inter nos morbillisve partes tum interiores, viscera puta affecissent et oblæsissent : Clariss. Campolongus puerum aperiri jussit ut viscerane aliquid passa essent cognosceret. Eo ergo aperto, habita primum ratione Hepatis, cùm in sanguine hic morbus sedem habere censeatur, invenimus *vermes plurimos* in ipsis venæ Portæ ramis, et quidem in ipsis Hepatis ramis : quorum alii quidem viventes adhuc, alii vero emortui : hi rubri, et pro ratione loci in quo continebantur oblongi erant, satis item magni, sed molles ad tactum, gibbosi item quoad superficiem, ratione corporis concavi in quo geniti fuerunt : *Ex observationibus Joh. Bauhini.* »

En 1795, Treutler a décrit sous le nom d'*Hexathyridium venarum* un Ver plat qu'il aurait extrait de la veine tibiale antérieure, ouverte spontanément chez un jeune Homme, pendant que celui-ci se baignait à la rivière :

« Jam igitur enarrabo historiam morbi adolescentis sedecim circiter annorum.... Hic nimirum adolescens sordidam fabri ferrarii artem ediscens ad munditiem corporis servandam frequenti lavatione in flumine uti admonitus est. Is igitur cum aliquando pedetentim aquam intrasset, vix per horæ momentum ibi commemoranti sponte rupta est vena tibialis antica dextri pedis, atque non levis hemorrhagia eam rupturam secuta est. quæ modo intermisit, modo vehementior rediit. Quod sanguis profluvium nec remediis stipticis, nec firmiori fascia cohiberi poterat; in quod diligentius inquirendum eapropter sum provocatus. Et dum huic examini præessem, sanguis modo lentiori, modo citatiori flumine promanavit, atque cum ea vena materiem aliquam densiorem eminere viderim, eam pro cruore sanguinis coagulato primum habui, sed accuratius intuenti duo animalcula vivendi et se movendi facultate instructa se obtulerunt, quibus sine magna opera e vena rupta extractis, confestim sanguis effluere desiit : vulnus autem ruptum post tres fere septimanas demum coaluit. »

Les figures qui accompagnent cette observation représentent, de grandeur naturelle et grossi six fois, un animal long de 7 millimètres, large de 1 millimètre, et pourvu de deux cæcums intestinaux portant un grand nombre de ramifications latérales. Malgré les controverses auxquelles cette observation a donné lieu, nous croyons donc devoir la considérer comme authentique et nous n'hésitons pas à l'attribuer à de jeunes *Fasciola hepatica*, suffisamment caractérisés par leur intestin rameux.

Un cas plus remarquable a été observé par Duval, professeur d'anatomie à l'École de médecine de Rennes. En disséquant le système veineux abdominal d'un Homme de quarante-neuf ans, mort de maladie indéterminée, mais qui, de son vivant, ne s'était jamais plaint de rien de particulier, Duval trouva cinq *Fasciola hepatica* de grande taille. Ces helminthes étaient contenus dans le tronc de la veine porte, dans le sinus et les divisions sous-hépatiques de ce vaisseau et dans les branches de la veine situées à l'intérieur du foie. L'observation est tout à fait authentique : les cinq Distomes sont conservés au Musée de l'École de médecine de Rennes ; nous les y avons vus et nous avons pu nous assurer qu'il s'agit de Vers adultes, appartenant bien réellement à l'espèce indiquée.

D'après Vidal, une observation analogue aurait été faite en 1845, à l'hôpital militaire de Constantine. En faisant l'autopsie d'un Maltais de quarante-trois ans, mort de pleuro-pneumonie, on trouva dans le sang veineux un Ver vivant, long de 22 millimètres, large de 15 millimètres aussitôt après le cou, qui était très court, et large seulement de 4 millimètres à l'extrémité caudale.

Vidal ne doute pas qu'il ne s'agisse là d'une Douve hépatique.

D'assez nombreux auteurs ont encore signalé l'existence dans le sang humain de Vers plus ou moins comparables à l'*Hexathyridium*, mais leurs descriptions, basées sur des observations très imparfaites, ne doivent être accueillies qu'avec les plus expresses réserves. Brera dit que Bertoli, chirurgien à Milan, trouva un Ver, en 1807, dans le sang enlevé à une nonne par une saignée; Bushan Stevenson et Lomeli ont fait chacun une observation semblable. Notarianni a trouvé, dans le sinus aortique d'un Homme, treize Vers qu'il décrivit sous le nom de *Cysticercus aortæ*. Pour l'interprétation de ces récits, il n'est pas inutile de se rappeler que des caillots fibrineux des voies urinaires ont été pris maintes fois pour des helminthes, par exemple pour l'*Eustrongylus gigas*.

Néanmoins delle Chiaje ne doute point de la nature animale des productions mentionnées par les auteurs ci-dessus. Il les considère comme appartenant à une espèce particulière de Ver sanguicole, qu'il appelle *Polystoma sanguineum* ou *Polystoma venarum* et dont il donne la diagnose suivante :

« Corpus teretiusculum vel depressum. Pori sex antici, ventralis et posticus solitarii.

« P. Venarum : Corpore depresso, lanceolato,

poris anticis sex intra labium. Habitat in venoso systemate hominis et in ejusdem pulmonali parenchymate. »

Ce Ver a l'aspect d'une graine de Courge : il est rouge brun comme un grumeau sanguin, mais accomplit des mouvements quand on l'excite. L'une de ses extrémités est pointue, l'autre est émoussée ; il est nettement annelé, long de trois lignes et large de deux à l'état de contraction, long de dix lignes et large de trois à l'état d'extension. Il se déplace assez vivement comme une petite Sangsue, aussi bien dans le sang liquide que contre les parois du vase.

Delle Chiaje base cette description sur les deux observations suivantes, dont il a été témoin et qui ont trait l'une et l'autre à des malades atteints d'hémoptysies. Dans le premier cas, il s'agissait d'un jeune phthisique : dès la première hémoptysie, on trouva dans le sang, après l'avoir laissé reposer une demi-heure dans une tasse très propre, quelques petits Vers plats, semblables à de petites Sangsues, les uns nageant dans le sérum, les autres fixés aux parois du vase. Le même phénomène se reproduisit dans toutes les hémoptysies subséquentes du même malade. Delle Chiaje emporta plusieurs Vers crachés sous ses yeux et les étudia au microscope. Le second cas est tout pareil au précédent : il s'agit encore d'un jeune Homme atteint d'hémoptysies et expectorant des

Vers semblables aux précédents : delle Chiaje en recueillit trois, qu'il examina encore au microscope, en sorte que pour lui l'existence du *Polystoma sanguineum* dans le sang de l'Homme n'est pas douteuse.

Rudolphi a combattu cette opinion, à juste titre, croyons-nous ; il s'est demandé notamment si les Polystomes n'étaient pas simplement des Planaires. Pour répondre à cette objection, delle Chiaje fait quelques expériences : il constate que les Planaires adhèrent bien à la peau, mais ne la piquent pas pour sucer le sang ; elles ne sucent pas davantage le sang, quand on les met directement en contact avec ce liquide ; bien plus, elles meurent rapidement dans l'eau mélangée de sang.

II

PRÉSENCE DE LA DOUVE DANS DES TUMEURS ET DES ABCÈS.

Les tumeurs ou abcès vermineux causés par la *Fasciola hepatica* s'observent aussi bien chez l'Homme que chez les animaux ; nous les étudierons d'abord chez l'Homme.

Le premier cas de ce genre a été rapporté par Giesker. Depuis plusieurs mois, une femme présentait à la plante du pied droit une tuméfaction indolore et sans fluctuation. La tumeur fut ouverte : elle ne laissa échapper ni pus ni corps étranger, mais seulement du sang coagulé. Après que l'écoulement du sang fut arrêté, on fit un pansement avec de la charpie et on laissa l'appareil pendant huit jours. Au bout de ce temps, on leva les pièces du pansement pour la première fois : en comprimant de haut en bas, on fit sortir de la plaie deux jeunes Distomes hépatiques : l'un d'eux fut écrasé par mégarde, l'autre était vivant et mesurait 15 millimètres de longueur. La guérison se fit rapidement.

Penn Harris, de Liverpool, cite l'observation d'un enfant de 25 mois, chez lequel une tumeur grosse comme une orange se développa à la partie supérieure de l'occiput. L'abcès s'ouvrit spontanément et rendit une grande quantité de pus : il continuait à suppurer depuis trois semaines environ, quand un jour, après avoir enlevé le cataplasme et abstergé le pus, on aperçut, sur la serviette destinée à cet usage, six Distomes qui ne donnaient aucun signe de vie.

Une observation très analogue est rapportée par Fox, de Topsham, Devonshire. Il s'agit d'un marin âgé de 58 ans, chez lequel un bouton apparut un peu en arrière de l'oreille. « Ce bouton grossit et atteignit la taille d'une petite noix. Une solution iodée fut appliquée pour dissoudre la tumeur, mais sans succès. Quelque temps après, pendant que cet homme était en mer, le bouton s'enflamma et s'ouvrit, rendant par deux petites ouvertures un liquide séro-sanguinolent. Le bouton se guérit alors, et, après quelque temps, se remplit de nouveau d'un liquide semblable. On en fit l'ouverture et la plaie fut pansée avec de la charpie sèche. Le lendemain, examinant cette plaie, je crus voir quelque chose se mouvoir, et, l'ayant extrait, je reconnus un Distome. »

Un autre cas encore a été publié par Dionis des Carrières. Un Homme de 55 ans portait dans la région hypocondriaque droite une petite tumeur très douloureuse, qui le privait de sommeil et l'empêchait de vaquer à ses occupations. Cette tumeur, de la grosseur d'un œuf de Pigeon, était très dure et non fluctuante. Au bout de quelques mois, elle n'était pas encore acuminée et n'offrait pas la moindre trace de fluctuation ; la peau avait partout sa coloration normale, mais au centre se voyait un petit point bleuâtre de la grosseur d'une tête d'épingle et formé par une pellicule mince et transparente comme une pelure d'oignon, der-rière laquelle on distinguait facilement une goutte-lette de sérosité de couleur violacée. En pressant à droite et à gauche avec les deux pouces, comme on ferait pour une petite tumeur sébacée, une goutte de sérosité jaillit, et aussitôt après s'échappa un Distome hépatique très vivace, ayant à peine un centimètre de longueur. Des pressions plus fortes et réitérées ne firent plus rien sortir. En quelques jours la tumeur s'affaissa, et depuis ce temps le malade n'a plus rien ressenti.

Peut-être faut-il encore rapporter à de jeunes Distomes erratiques une curieuse observation publiée récemment par Jabez Hogg, d'après une communication que lui avait faite un médecin de ses amis? Il s'agit de Vers expulsés par une série d'abcès dentaires.

Une servante souffrait depuis quelque temps de maux de dents et de névralgies faciales. L'extraction d'une molaire lui donna un apaisement temporaire, mais comme, au bout de trois ou quatre mois, les douleurs étaient revenues et que les remèdes n'amenaient aucun soulagement, elle alla voir une bohémienne qui lui conseilla « d'enfumer le Ver avec des graines de Jusquiame ». Elle plaça donc les graines sur des braises chaudes et en aspira la fumée : en très peu de temps, « six ou huit Vers tombèrent de ses dents dans un verre d'eau ».

Cela lui procura un soulagement temporaire. La douleur ne tarda pourtant pas à revenir et toute médication se montra encore impuissante. Le médecin engagea alors la malade à user en sa présence de la fumigation de graines de Jusquiame. En très peu de temps, « un petit Ver » sortit en frétillant. Le médecin le recueillit et l'envoya à Hogg. L'expérience fut sans doute répétée par la suite avec un égal succès, car Hogg dit avoir reçu en tout cinq spécimens : quatre étaient en mauvais état, mais le cinquième était assez bien conservé.

C'était une « jeune Cercaire », longue de près d'un sixième de pouce ($4^{mm},25$). « Sa tête, qui est d'une couleur brun jaunâtre pâle, est terminée par un orifice buccal, ayant la nature d'une ventouse contractile. Le tégument hyalin du corps est partout interrompu par une série de marques qui présentent l'apparence de cellules irrégulières, en forme de pavé. L'orifice ventral est situé au tiers inférieur, où se voit une fente considérable ; là aussi se voit la terminaison d'un étroit intestin, qui court depuis l'arrière de l'orifice buccal jusqu'en cet endroit, où on le perd de vue. Le tiers inférieur du corps constitue ce que, chez la larve, on décrit sous le nom d'appendice caudal. »

Le *Distomum oculi-humani*, dont von Ammon trouva quatre exemplaires dans l'œil d'un enfant de 5 mois, entre le cristallin et sa capsule, ne mérite sans doute point de constituer une espèce distincte. Il représente simplement de jeunes Douves erratiques, transportées jusque dans l'œil par les vaisseaux sanguins ; l'absence de ramification des cæcums intestinaux semble donner raison à Leuckart, qui veut y voir l'état jeune du *Distomum lanceolatum*. Il est très possible que le *Monostomum lentis*, sur le compte duquel on ne sait rien de précis, soit également une jeune Douve erratique.

Les tumeurs ou abcès vermineux causés par la Douve ont été signalés chez divers animaux et dans divers organes; on les observe le plus ordinairement dans le poumon du Bœuf. Nous allons exposer rapidement leur histoire.

Dans le poumon. — Morot a fait une bonne étude de la distomatose pulmonaire des Bovidés. Dans un espace de 6 mois, il a visité à l'abattoir de Troyes 2458 Bovidés, dont 101, c'est-à-dire un peu plus de 4 pour 100, avaient dans le poumon une ou plusieurs tumeurs renfermant le Distome hépatique. Le nombre total de ces tumeurs était de 147; elles se répartissaient ainsi :

```
78 Bovidés ayant  1 seule tumeur.
13      —       —   2 tumeurs.
 7      —       —   5     —
 1 Bovidé       —   5     —
 1      —       —   7     —
 1      —       —  10     —
```

Au point de vue de l'âge, ces 101 animaux se répartissaient ainsi :

```
 1 animal de 2 ans.
 2 animaux de 5 ans.
 1 animal de 4 ans.
 4 animaux de 5 ans.
22      —      6 à 8 ans.
57      —      9 à 12 ans.
14 animaux ayant plus de 12 ans.
```

La plupart des kystes pulmonaires occupent le lobe postérieur de l'un ou l'autre poumon, notamment la base et le voisinage des bords : ils sont superficiels ou s'enfoncent au contraire plus ou moins profondément dans le poumon. Leur consistance est très variable ; leur forme est sphéroïde, ovoïde ou irrégulière ; leurs dimensions varient de celle d'une noisette à celle d'une pêche ou même d'une grosse orange.

Les cavités kystiques sont entièrement closes ; Morot n'en a vu que trois qui communiquaient avec les bronches. Elles sont limitées par une coque fibreuse très ferme, épaisse de 1 à 8 et même 10 millimètres, souvent plus ou moins incrustée de matières calcaires. Elles sont tantôt simples, et tantôt cloisonnées et divisées par des anfractuosités et des sinuosités de largeur et de profondeur variables. Leur face interne est lisse ou ornée de sillons, de piliers et de brides. Leur cavité est remplie par une substance sirupeuse de coloration variable, par un magma gluant, par une matière pultacée ou caséeuse.

C'est dans ces kystes que sont logés les Distomes, ordinairement solitaires, observation confirmée par Ruser chez le Bœuf et le Porc ; des 147 kystes vus par Morot, un seul contenait deux Douves. Ces parasites sont en général de taille peu considérable : leur longueur est en moyenne de 15 à 18 millimètres, leur largeur de 3 à 5 mil-

limètres; on en trouve cependant qui mesurent
de 20 à 25 millimètres sur 5 à 8 millimètres. Leurs
dimensions ne semblent d'ailleurs pas être en
rapport avec celles des kystes qui leur servent
d'habitat. Souvent ils échappent à la vue, soit à
cause de leur petitesse, soit à cause de l'irrégula-
rité et de l'ampleur du kyste, soit enfin à cause
de l'abondance du contenu; toutefois, les kystes
à Douves ont un aspect si spécial, qu'on ne peut
se méprendre sur leur véritable nature, même
quand on n'y découvre aucun parasite.

Rivolta, Lindqvist et Murray avaient déjà noté
avant Morot l'absence, tout au moins apparente,
de Vers dans certains kystes : peut-être ces faits
s'expliquent-ils par la mort prématurée, puis par
la résorption du Distome. En effet, dans la plupart des cas, on constate que les Distomes sont
bien vivants, quand l'ouverture de leurs kystes a
lieu peu de temps après l'abatage.

Morot a trouvé 58 kystes vides, mais ressemblant d'ailleurs entièrement aux kystes habités,
chez 25 Bovidés : 15 d'entre eux rentrent dans le
total de 101 animaux, puisqu'ils portaient à la
fois des kystes vides et des kystes habités; les
12 autres n'avaient que des kystes vides. Ajoutons
encore que Morot a constaté assez souvent la
coexistence de la Douve dans les canaux biliaires
et dans les kystes du poumon.

Les kystes vermineux du poumon du Bœuf

peuvent sans doute s'observer dans tous les pays
où la *Fasciola hepatica* trouve dans la faune mala-
cologique une espèce capable de lui servir d'hôte
intermédiaire. Ils ont été signalés par de nombreux auteurs, notamment : en France, par Lucet,
Mégnin, Morot et Railliet; en Angleterre, par
Duguid; en Italie, par Rivolta; en Allemagne,
par Gurlt, Ruser et Tapken; en Danemark, par
Lindqvist; aux États-Unis, par Cooper Curtice
et Murray.

Les kystes vermineux du poumon s'observent
encore chez d'autres espèces animales. Friedberger rapporte que Bollinger aurait vu, dans les
poumons de trois Brebis d'un même troupeau,
des foyers hémorrhagiques au niveau desquels se
trouvaient de jeunes Douves[1].

A Campur, au nord de l'Inde, Burke a vu chez
le Mouton plusieurs kystes pulmonaires renfermant le Distome hépatique. Littlewood a reconnu
ce même parasite dans deux Vers extraits du
poumon d'un Mouton, à l'abattoir de Tanta (Basse-
Égypte).

Burke a également observé des kystes à Douve
hépatique dans le poumon du Dromadaire, et

---

1. C'est encore Jehan de Brie qui a signalé pour la
première fois la présence de la Douve dans le poumon
du Mouton. « ... Le foye. dit-il, *le poulmon, quand il n'est
point blecé ne corrompu des dauves ou d'autres males herbes,
et les aultres choses de par dedans* sont bonnes et
prouffitables aux pauvres gens... »

semblable constatation a été faite par Sodero chez le Buffle et par Ruser chez le Porc, à l'abattoir de Kiel. Nous devons mentionner encore, mais avec des réserves formelles, une observation de Willach[1] qui dit avoir vu dans le poumon du Cheval des nodules fibreux ou calcaires, suivant les cas, dont chacun renfermait des œufs de Distome et des Rédies !

Dans le foie. — Il ne s'agit point ici de Douves siégeant dans les canaux biliaires, mais bien de Douves erratiques, tombées dans les veines et enkystées dans le parenchyme hépatique. Ce cas n'est pas aussi fréquent qu'on pourrait le supposer ; à notre connaissance, il n'a été signalé que deux fois, par Morot chez la Vache et par Sodero chez le Buffle.

Dans la rate. — Un cas de Lucet chez la Vache.

Dans les muscles. — Selon toute vraisemblance, les Trématodes trouvés par Dunker et Hertwig dans les muscles du Porc, n'appartiennent point à l'espèce *Fasciola hepatica* ; nous croyons néanmoins devoir les signaler ici.

Le diaphragme et les muscles pharyngiens du

---

1. Les travaux de cet auteur se font remarquer par les déductions les plus inattendues. N'a-t-il pas prétendu récemment que la Coccidie du foie du Lapin est l'œuf de l'*Oxyurus ambigua*, Nématode qui dériverait lui-même d'un *Pelodera* ! Il assure avoir été témoin de cette intéressante métamorphose.

Porc peuvent renfermer de jeunes Distomes d'espèce indéterminée, dont Dunker et Leuckart ont fait l'étude. Ces Vers sont renfermés dans des kystes ovoïdes, gros comme ceux de la Trichine et logés aussi dans le tissu conjonctif interfasciculaire (fig. 1). Ils sont longs de $0^{mm},5$ environ, transparents, très mobiles à la température du corps. De leur ventouse buccale naît un prolongement acuminé, dirigé en arrière et que Leuckart considère comme une dent perforante ; ce caractère larvaire coïncide parfois avec la persistance de la queue de la Cercaire. Dans le corps, on distingue par transparence le tube digestif bifurqué, mais non ramifié latéralement, les canaux aquifères, les glandes génitales rudimentaires et, dans la partie antérieure, deux paires de grosses glandes débouchant dans la ventouse buccale. La ventouse ventrale est située à peu près au milieu du corps.

Une observation rapportée par Willach n'est pas sans analogie avec celle-ci. La viande d'un Taureau tué à l'abattoir de Berlin renfermait un nombre considérable de nodules jaune verdâtre, répandus par tout le corps, sauf dans le cœur, et gros comme une tête d'épingle ou comme un grain d'Avoine. Ces nodules étaient logés dans le tissu conjonctif inter-musculaire et formés d'une épaisse coque fibreuse entourant une masse caséeuse. Celle-ci renfermait des œufs à clapet mesurant 80 µ sur 40 µ, ainsi que de jeunes Distomes inégalement développés : les plus grands étaient longs de 275 µ, larges de 155 µ, piriformes: on y distinguait nettement les deux ventouses

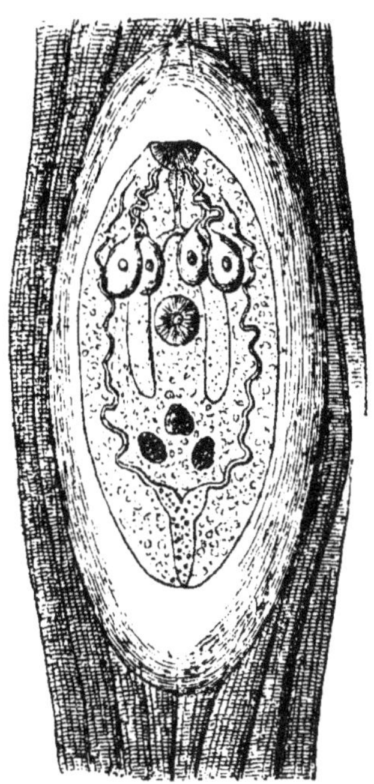

Fig. 1. — Distome des muscles du Porc, grossi 80 fois, d'après Leuckart.

et les deux cæcums intestinaux; chez les plus petits, le tube digestif n'était pas encore différencié.

En revanche, Morot a observé un cas dans lequel il s'agissait sûrement de la *Fasciola hepa-*

rica : un Ver de cette espèce était enkysté chez le Bœuf dans les muscles intercostaux.

Dans les séreuses. — L'observation précédente se relie intimement à celles où les kystes à Douve se montrent plus superficiellement, par exemple sous les séreuses. C'est encore à Morot qu'on doit la connaissance de Douves enkystées sous la plèvre et le péritoine pariétaux des Bovidés. Le cas suivant est particulièrement digne d'être noté :

Chez une Vache d'une huitaine d'années, grasse et bien portante, on constata après l'abatage une sorte de tuberculisation généralisée de la face interne de la paroi abdominale. Les poumons présentaient plusieurs kystes vermineux; on en voyait aussi sous la plèvre et sous le péritoine diaphragmatique; les canaux biliaires renfermaient quelques Douves. Les nodosités développées sous le péritoine pariétal étaient discoïdes ou irrégulièrement ovoïdes, grosses comme un petit pois ou comme un haricot : elles étaient plus ou moins disséminées, au nombre de 50 au moins dans la moitié droite et de 45 dans la moitié gauche; quelques-unes flottaient dans un repli du péritoine. Une douzaine de ces tumeurs ont été ouvertes; le parasite a été trouvé dans quatre d'entre elles.

Cocks a trouvé lui-même la Douve hépatique dans le mésentère de la Brebis. Friedberger et

Fröhner disent enfin que, dans une période avan-
cée de la distomatose, on trouve presque constamment des Douves libres dans le péritoine,
ainsi qu'un épanchement dans la plèvre et dans
le péricarde.

Dans la rate. — L'unique cas connu est dû à
Lucet.

Dans l'utérus. — Cocks a rencontré la Douve
dans l'épaisseur des parois utérines de la Brebis.

Cette observation rend moins invraisemblable
l'existence de l'*Hexathyridium pinguicola*, prétendu Trématode trouvé par Treutler dans une
petite tumeur adipeuse entourant l'ovaire d'une
femme de 26 ans, morte à la suite d'un accouche-
ment laborieux.

Le cas en question est généralement considéré
comme apocryphe, depuis Rudolphi qui s'ex-
prime ainsi à son égard : « Phialam quidem
benevole mecum communicavit (Treutlerus), quæ
Pinguicolam forsan contineret, sed eamdem Be-
rolini attentissime perscrutando non nisi corpus-
culum nigrum contractum et durum reperi, quod
omnem organisationis notam denegavit. » Mais
ne sait-on pas qu'un Trématode conservé à sec,
dans un flacon dont l'alcool s'est évaporé, n'est
plus qu'un « corpuscule noir, contracté et dur? »

Mesogonimus Westermanni (KERBERT), 1878.

Synonymie : *Distomum Ringeri* Cobbold, 1880.
              D. pulmonum Yamagiwa, 1890.
              D. pulmonis Kyono, Suga et Ya-
                magata, 1881.

Cet helminthe a été découvert par Kerbert dans les poumons d'un Tigre royal, mort au Jardin zoologique d'Amsterdam. Depuis lors, on a constaté qu'il est répandu à l'état endémique à Formose, en Corée et au Japon, dans certaines régions de l'île de Nippon, notamment dans la province d'Okayama. Il attaque une grande partie de la population et détermine une maladie spéciale, caractérisée essentiellement par une toux fréquente et par l'expectoration de mucosités dans lesquelles se trouvent en abondance les œufs du parasite.

Vient-on à faire l'autopsie d'un individu atteint de cette maladie, on trouve sous la plèvre pulmonaire un grand nombre de cavités aplaties, allongées et de taille diverse, renfermant le parasite et ses œufs. Ces sortes de kystes, analogues à ceux que *Fasciola hepatica* se ménage dans le poumon du Bœuf, doivent être en communication avec les bronches, comme le montre l'expectoration des œufs. Fréquemment aussi, en s'élargissant aux dépens des tissus voisins, ils lèsent les vaisseaux sanguins, ce qui peut avoir une double conséquence : d'abord une hémoptysie plus ou moins grave, ensuite la pénétration du parasite, ou tout au moins de ses œufs, dans le torrent circulatoire et leur transport en des régions du corps plus ou moins éloignées. A la vérité, on n'a pas encore constaté directement le passage du parasite ou de ses œufs le long des vaisseaux sanguins, mais les faits dont nous allons parler ne peuvent recevoir d'autre explication.

Miura, de Tokio, en faisant l'autopsie d'un paysan de 26 ans, mort du béribéri, a trouvé à la surface de divers organes un grand nombre de nodules gris blanc, durs comme du sable, gros comme un grain de Mil ou de Chènevis. Ces nodules s'observaient notamment sur le grand épiploon, sur le mésentère, sur le feuillet pariétal du péritoine, à la surface convexe du foie, à la face inférieure du diaphragme, sur le cæcum. Ils étaient isolés ou formaient au contraire des amas plus ou moins denses; au cæcum, ils étaient supportés par de longs pédoncules. Ils étaient surtout apparents sur la paroi postérieure épaissie de l'espace de Douglas. En cet endroit, comme autour du cæcum, ces néo-formations ne siègent pas seulement sous le péritoine, mais aussi dans le tissu conjonctif lâche; de même, au foie, on les trouve aussi bien dans la capsule de Glisson épaissie que dans le revêtement péritonéal.

Les nodules en question sont des « tubercules fibreux », dans la structure desquels on peut reconnaître trois zones distinctes. La zone centrale renferme une ou deux cellules géantes, ainsi qu'un grand nombre d'œufs à coque ovale, munie d'un clapet polaire : la plupart sont vides, d'autres sont incomplètement remplis par une masse granuleuse ; beaucoup sont aplatis et déformés par pression réciproque. Les zones externes sont constituées, l'une par du tissu conjonctif embryonnaire, l'autre par du tissu fibreux très dense. Ces nodules sont parfois ramollis au centre et transformés en une bouillie grisâtre renfermant des plaques de cholestérine et des coques plus ou moins intactes ; plusieurs d'entre eux peuvent être entourés d'une même enveloppe fibreuse.

Évidemment, il s'agit là des œufs d'un Trématode. Miura n'indique pas leurs dimensions ; il n'a pas vu davantage l'animal qui les produit, mais il croit que celui-ci n'est autre que la *Fasciola hepatica*. Dans cette croyance, il admet que les éruptions sous-péritonéales sont causées par des œufs qui, amenés tout d'abord dans la cavité péritonéale par des voies inconnues, auraient cheminé ensuite par les lymphatiques et se seraient accumulés dans leur réseau terminal : la preuve en serait dans la disposition réticulée que présentent ces dépôts ovulaires en divers points, particulièrement autour du cæcum et sur la paroi de l'espace de Douglas.

Nous pensons au contraire que l'observation de Miura se rapporte au *Mesogonimus Westermanni* et que les œufs, partis du poumon, ont été entraînés au loin par le torrent sanguin. Les faits ci-dessous démontreront la justesse de cette interprétation.

Otani a publié une curieuse observation de distomatose pulmonaire, au cours de laquelle, au bout de deux années environ, se manifestèrent des accès d'épilepsie corticale; pendant cinq mois, les accès se répétèrent à intervalles plus ou moins grands, puis la mort survint. A l'autopsie, on trouva le lobe antérieur et le lobe postérieur droits du cerveau occupés chacun par une tumeur plus grosse qu'un œuf de Poule, dure à la périphérie et fluctuante au centre. Chacune de ces tumeurs était formée en réalité par la réunion d'un nombre considérable de kystes de taille variable, gros comme des grains de Riz ou comme des œufs de Pigeon ou de Poule, communiquant entre eux et limités par une zone conjonctive de nouvelle formation. Dans le liquide contenu dans ces kystes nageaient un grand nombre d'œufs elliptiques à clapet, longs de 82 μ, larges de 51 μ, identiques à ceux que crachent les malades atteints de distomatose pulmonaire. L'un des kystes du lobe postérieur renfermait même un Mésogonime adulte; un autre Ver tout semblable se trouvait aussi dans le tissu voisin, sain en apparence. Il convient de noter encore que des Vers étaient enkystés aussi dans le poumon, et que des nodules ovulaires se voyaient sous le péritoine et à la surface du foie, comme dans le cas de Miura.

Par la suite, Otani a fait connaître encore deux autres cas de distomatose pulmonaire compliquée d'épilepsie jacksonienne, mais sans que l'autopsie eût été faite.

Un cas du même genre a été rapporté par Yamagiwa. Un individu de 29 ans meurt d'épilepsie corticale, après deux ans de maladie. Son encéphale ne présente ni kystes ni abcès, mais la pie-mère est intimement unie à la surface de l'hémisphère droit, dans la région postéro-latérale; en cet endroit, la substance corticale a plus de consistance que partout ailleurs. Sur une coupe, on y trouve des points d'un gris sombre, entourés d'une zone blanche qui les délimite nettement du tissu ambiant; de plus, la substance blanche et la substance grise passent insensiblement l'une à l'autre et sont presque confondues à leur limite. Ces lésions sont surtout apparentes dans le lobe postérieur, dans le lobe pariétal et dans les parties médianes de la circonvolution centrale; elles siègent presque exclusivement dans la substance corticale.

Au microscope, on constate que les vaisseaux situés dans les sillons sont fortement élargis et épaissis et se ramifient richement. Leurs branches, qui traversent la substance grise, sont en partie perméables, en partie oblitérées. Poursuit-on ces derniers vers la profondeur de la substance grise, on les voit se jeter dans un foyer irrégulier, dont le centre est occupé par un grand nombre d'œufs à clapet, et dont la périphérie est infiltrée de cellules géantes, contenant parfois un œuf à leur intérieur. Ces cellules géantes sont plongées dans un tissu conjonctif de nouvelle formation, très vasculaire ; bon nombre de vaisseaux ont également leur calibre obstrué par les œufs. Ceux-ci se retrouvent dans des nodules développés dans le poumon, mais le Ver lui-même n'a été vu ni dans cet organe, ni dans le cerveau. Quoi qu'il en soit, il est nettement démontré dans ce cas que le transport du parasite et de ses œufs s'est effectué du poumon vers le cœur gauche, puis de là vers les organes (cerveau, péritoine, foie, etc.) : le rôle joué en cette circonstance par les vaisseaux sanguins est donc manifeste.

Schistosomum hæmatobium (BILHARZ), 1852.

Synonymie : *Distomum hæmatobium* Bilharz,
1852.

     Schistosoma hæmatobium Wein-
land, 5 août 1858.

     Gynæcophorus hæmatobius Die-
sing, 21 octobre 1858.

     Bilharzia magna Cobbold, 20 jan-
vier 1859.

     B. hæmatobia Cobbold, 1860.

     Thecosoma hæmatobium Moquin-
Tandon, 1860.

     Distoma capense Harley, 1864.

Tout le monde est d'accord pour ranger ce
parasite dans un genre spécial, mais on ne s'en-
tend plus quand il s'agit de dénommer celui-ci.
La plupart des auteurs ont adopté le nom de
Bilharzia, quelques-uns celui de *Gynæcophorus*;
le nom de *Schistosomum* est, peut-on dire, univer-
sellement délaissé. Et pourtant, de la liste
synonymique qui figure ci-dessus, il résulte que
ce nom a la priorité et, par conséquent, doit être
conservé à l'exclusion de tous les autres. La
Revision der Myzhelminthen, dans laquelle Diesing
a établi son genre *Gynæcophorus*, porte dans le
titre même la date du 24 juin 1858; mais elle a

été simplement présentée à l'Académie des sciences de Vienne dans la séance de ce même jour : sa publication effective, seule circonstance dont on doive tenir compte dans une question de priorité, n'a eu lieu qu'à la fin de l'année 1858, en même temps que le procès-verbal de la séance du 21 octobre. La priorité du genre *Schistosomum* n'est donc pas douteuse.

Nous ne croyons pourtant pas devoir proscrire rigoureusement du langage médical les expressions de Bilharzie et de bilharziose. Elles ont l'incontestable mérite de rappeler le nom du médecin qui, en découvrant le parasite, a déterminé la véritable nature de l'hématurie d'Égypte; elles peuvent donc rester dans le langage au même titre que les expressions de « mal de Pott » ou de « maladie de Ménière ».

DESCRIPTION DU PARASITE. — Ce Trématode appartient à la famille des Distomides, dans laquelle il forme un groupe distinct, caractérisé par la diœcie, c'est-à-dire par l'existence d'individus mâles et femelles, toujours respectivement unisexués. Il a été découvert en 1851 dans le sang de la veine porte de l'Homme, par Bilharz, alors professeur à l'École de médecine du Caire.

MALE. — Le mâle (fig. 2) est long de 11 à 14 millimètres; sa largeur peut atteindre 1 millimètre; il est à peu près gros comme un Oxyure et d'un blanc d'opale. L'extrémité antérieure du corps est nettement aplatie et porte les ventouses : celles-ci, *a*, *b*, sont à peu près d'égale taille, situées environ à 0^{mm}22 l'une de l'autre, et font une notable saillie à la surface du corps ; elles sont hautes de 200 μ et larges de 260 μ environ.

En arrière de la ventouse ventrale, le corps s'épaissit assez brusquement, puis conserve la même épaisseur jusqu'à l'extrémité caudale, terminée en pointe arrondie. Le corps semble tout d'abord cylindrique, mais un examen plus attentif permet de reconnaître qu'il est lui-même aplati, plus aplati même que la partie antérieure. L'apparence cylindrique tient à ce que la face ventrale s'est enroulée sur elle-même en gouttière ; cet enroulement est si complet, que les deux bords chevauchent l'un sur l'autre. Il se forme de la sorte, à la partie postérieure du corps du mâle, un canal incomplètement clos qui sert d'abri à la femelle. Ce canal a été reconnu par Bilharz, qui lui donna le nom de *canalis gynæcophorus* ; quand la femelle est fécondée et qu'elle grossit par suite du développement des œufs, les lèvres du canal s'écartent l'une de l'autre, mais jamais assez pour ne plus la retenir et la laisser tomber.

La partie antérieure du corps n'occupe que la huitième ou la neuvième partie de la longueur totale ; le tégument en est lisse et mou. Le reste du corps est au contraire orné, sur sa face supérieure ou externe, d'un grand nombre de papilles surmontées de petites épines cylindriques; ces papilles deviennent de plus en plus grandes à mesure qu'on se rapproche de l'extrémité postérieure. La face ventrale, c'est-à-dire l'intérieur du canal gynécophore, est elle-même pourvue d'innombrables petites saillies coniques, très serrées les unes contre les autres; seule, la ligne médiane du canal reste lisse. Les deux ventouses ont un aspect chagriné, grâce à la juxtaposition d'un nombre considérable de granules aplatis qui se trouvent disposés à leur surface interne.

Au-dessous de la cuticule se voit une double assise musculaire : la couche longitudinale, qui est la plus importante, est formée de cellules fusiformes, parallèles entre elles, bien distinctes les unes des autres et longues de 30 μ; la couche diagonale est constituée par des faisceaux très espacés les uns des autres. Le parenchyme du corps est formé de cellules conjonctives serrées, dont le noyau mesure 4 μ. L'enroulement de la partie postérieure du corps n'est point dû à l'action des muscles.

L'appareil excréteur est représenté par deux canaux clairs et étroits, de largeur inégale, non ramifiés, qui sont situés dans les parties latérales du corps, mais se réunissent en arrière, suivant la ligne médiane, en un canal unique; celui-ci, après un court trajet, s'ouvre à l'extrémité de la queue, *p*. Au point où les deux branches latérales s'anastomosent, on voit également aboutir un fin canalicule, qu'il est possible de suivre quelque temps sur la ligne médiane.

Le tube digestif commence à la ventouse antérieure ou buccale, *a*; il se renfle en un pharynx de petites dimensions, *c*, puis se continue, sous forme d'un canal étroit et sinueux, jusqu'à la ventouse ventrale ou postérieure. Immédiatement en avant de celle-ci, il se divise en deux branches, dont chacune se porte dans la partie latérale correspondante et présente un diamètre transversal de 40 μ au maximum. Les deux branches intestinales poursuivent leur trajet d'avant en arrière, puis finissent par se réunir en un seul cæcum, dont le fond se trouve situé à peu près à 0^{mm}34 de l'extrémité caudale.

Les organes génitaux ont une structure des plus simples. Un peu en arrière de la ventouse postérieure, au point précis où la partie antérieure du corps, lisse et aplatie, se continue avec la partie postérieure, on voit cinq à six vésicules testiculaires arrondies, serrées les unes contre les autres, larges de 120 μ et disposées en alternance suivant la longueur. Ces vésicules aboutissent à un canal déférent que limite une paroi propre et qui s'ouvre presque aussitôt dans le fond du canal gynécophore, par un orifice qui semble être circonscrit par un bourrelet. A sa terminaison, ce canal présente du côté gauche un diverticule constitué par une vésicule séminale à paroi contractile. L'appareil copulateur fait défaut : il n'existe pas de poche du cirre.

FEMELLE. — La femelle est plus longue que le

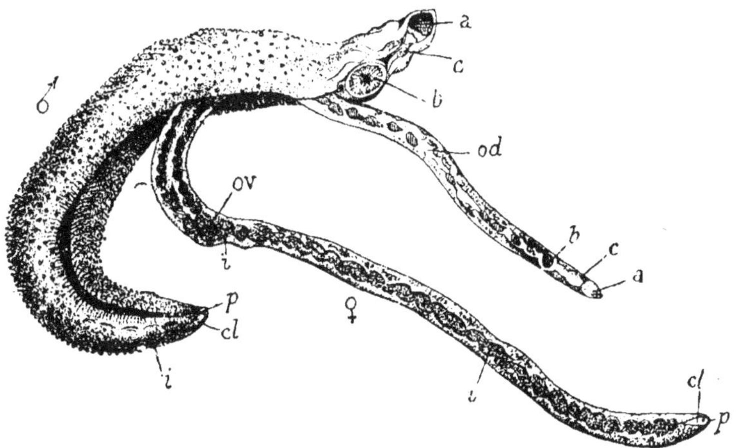

Fig. 2. — Deux individus de *Schistosomum hæmatobium* en copulation, d'après Fritsch. — *a*, ventouse buccale: *b*, ventouse ventrale; *c*, pharynx; *cl*, cloaque; *i*, intestin; *od*, oviducte contenant une douzaine d'œufs; *ov*, ovaire; *p*, pore excréteur.

mâle, dont elle diffère considérablement par sa complication anatomique; elle mesure de 15 à 20 millimètres. Son corps est plus élancé, presque cylindrique, et rappelle par son aspect général celui des Nématodes. Elle est d'une grande ténuité, fine comme un fil de soie, et passe aisément inaperçue dans le sang de la veine porte, si on n'a soin de verser celui-ci en mince nappe sur une assiette, pour l'examiner attentivement : elle se présente alors sous la forme d'un filament blanchâtre, quand son tube digestif est peu rempli, ou noirâtre quand l'intestin est plein de sang, tandis que le mâle, environ quatre fois plus épais, est enroulé sur lui-même en une sorte de grumeau.

Sur une coupe transversale, le corps de la femelle présente une forme très variable. Depuis la ventouse buccale jusqu'à la ventouse ventrale, la section a l'aspect d'un ovale aplati. La distance entre ces deux ventouses est seulement de $0^{mm}225$, malgré la taille relativement considérable de l'animal; elles font saillie à la surface du corps et ont un diamètre de $0^{mm}08$. A la ventouse postérieure commence un profond sillon, qui s'étend le long de la ligne médiane de la face ventrale et qui correspond au canal gynécophore du mâle; ce sillon s'efface vers la partie moyenne du corps, mais réapparaît dans la région caudale et se continue jusqu'à l'extrémité postérieure.

Le corps s'épaissit progressivement d'avant en arrière et son épaisseur va de $0^{mm}07$ à $0^{mm}28$. La cuticule n'est pas complètement lisse, mais porte de fines épines cylindriques, qui sont particulièrement développées dans la région caudale, où elles forment un revêtement serré à la surface du sillon ventral : ces épines sont dirigées en avant et s'opposent peut-être à ce que la femelle glisse dans le canal gynécophore; elles sont d'ailleurs très caduques, plus petites que chez le mâle et ne semblent pas être portées par des papilles.

Les ventouses sont beaucoup plus faibles que chez le mâle. L'antérieure, étirée en avant en une pointe mousse et profondément échancrée sur les côtés, conduit par un étroit orifice dans un large pharynx en forme de bocal et à faible musculature. A celui-ci fait suite un œsophage sinueux qui, immédiatement en avant de la ventouse ventrale, se divise en deux branches dont la largeur est considérable, mais qui se rétrécissent notablement, aux points où les organes génitaux viennent à les comprimer. En arrière de ces derniers, les deux branches intestinales se réunissent, comme chez le mâle, en un tube assez large, i, qui se contourne d'ordinaire légèrement en spirale et se termine en un cul-de-sac dont le fond est séparé de l'extrémité caudale par une distance de $0^{mm}12$ à $0^{mm}28$.

Dans les premières portions du tube digestif, l'épithélium est souvent mal développé, surbaissé, indistinct; plus loin, mais surtout après la fusion des deux branches latérales, il est encore irrégulier, mais devient plus puissant, sans que pourtant on y puisse reconnaître de hautes cellules cylindriques. Les cellules cubiques ou cylindriques surbaissées portent à leur surface libre des filaments protoplasmiques granuleux, analogues à ceux qu'a décrits Sommer chez la Douve hépatique. Ces prolongements remplissent en grande partie la cavité intestinale; ils se séparent parfois des éléments sous-jacents, sous forme de masse cohérente, et laissent derrière eux des cellules à contours bien accusés et à sommet arrondi. Plus l'intestin est étroit, plus sa paroi devient visible; celle-ci est certainement contractile, bien qu'on ne puisse encore rien dire de précis sur les muscles qui entrent dans sa structure.

L'appareil excréteur est très développé; sa disposition générale est la même que chez le mâle. Deux larges canaux, qui occupent les côtés et qu'il est facile de suivre jusque vers le milieu de la longueur du corps. s'anastomosent entre eux; à leur confluent aboutit également un petit canal médian. Ces différents canaux sont tapissés par un épithélium vibratile; ils constituent par leur rencontre une poche collectrice longue de 80 à 180 μ; cette poche communique avec l'extérieur au moyen d'un orifice étroit et contractile, percé à l'extrémité caudale.

Les organes génitaux femelles ont la même structure générale que chez les Distomes, si ce n'est qu'ils sont plus dissociés, en raison de l'allongement exceptionnel du corps.

L'ovaire ou germigène est de forme ovale allongée; on le trouve dans l'angle que constituent les deux branches intestinales en se fusionnant en un cul-de-sac unique. Il est lobé, épais, long de $0^{mm}4$; son épithélium est formé de cellules polyédriques très distinctes et de taille différente, suivant leur état de maturité. Les cellules ovulaires les plus mûres sont ovales et entourées d'une couche d'albumine, substance qui s'accumule çà et là en grande quantité à l'intérieur de l'ovaire et sépare les ovules les uns des autres.

De l'extrémité postérieure de l'ovaire part un canal qui se réfléchit aussitôt en avant et se dirige vers l'orifice sexuel : ce canal est l'oviducte, *od*; on voit souvent à son intérieur des ovules en plus ou moins grand nombre, reconnaissables à la réfringence de leur vésicule germinative. Après un assez long trajet, il s'est uni au conduit qui provient des vitellogènes.

Ceux-ci sont représentés par deux organes glandulaires longs de 12 à 14 millimètres et situés de chaque côté du cæcum intestinal. Ils émettent de toutes parts des canaux courts et à mince paroi, de l'union desquels résulte un canal unique, le conduit vitellin.

L'oviducte et le conduit vitellin suivent la même direction; ils s'enroulent l'un autour de l'autre, mais sans quitter pourtant la ligne médiane, serrés qu'ils sont de part et d'autre par les branches intestinales. Ils sont d'ailleurs assez faciles à distinguer l'un de l'autre : le conduit vitellin augmente progressivement de calibre, jusqu'à acquérir une largeur à peu près égale à celle de l'oviducte ; il est en outre caractérisé par son contenu, formé d'éléments vitellins cellulaires. à grosses granulations, agglomérés entre eux et de même taille que les ovules.

L'oviducte et le canal vitellin finissent donc par s'anastomoser : le canal unique qui résulte de leur fusion se jette immédiatement dans la glande coquillière (*capsule* de Bilharz). Celle-ci a la forme d'un fruit légèrement effilé par sa partie supérieure et supporté par un court pédoncule ; elle semble ne pouvoir contenir qu'un seul œuf à la fois. Elle est revêtue intérieurement d'un épithélium glandulaire, dont les cellules cubiques sont disposées en séries longitudinales, ce qui détermine une sorte de striation ; cet épithélium se surbaisse peu à peu, pour se continuer jusque dans le pédoncule. Le produit sécrété par la glande se dispose autour de l'œuf dont il forme la coque ; la cavité du pédoncule produit elle-même l'éperon dont tout à l'heure nous reconnaîtrons l'existence à la surface de l'œuf. Cet éperon, d'après Fritsch, serait exactement terminal, quand l'utérus débouche dans le fond même de la glande coquillière ; il serait latéral, quand l'orifice utérin est situé en dehors de l'axe de la glande.

Par son extrémité antérieure, située à 0^{mm}6 en arrière de la ventouse ventrale, la glande coquillière donne naissance à l'utérus (*oviducte* de Fritsch), canal large et sinueux, limité par une mince paroi, qui se dirige d'arrière en avant et se termine par un rétrécissement subit. Au delà de celui-ci se voit une chambre spacieuse, cylindrique. à paroi épaissie, longue de 160 μ, large de 100 μ. Cette chambre ou réservoir séminal (*utérus* de Fritsch) se continue finalement par un vagin étroit et musculeux, long de 180 μ, large de 50 μ. qui débouche au dehors par une vulve située immédiatement en arrière de la ventouse ventrale, comme l'orifice sexuel du mâle.

Nous avons déjà dit que le canal gynécophore. formé par l'enroulement du corps du mâle sur lui-même, était destiné à donner abri à la femelle. lors de l'accouplement. Le corps de cette dernière est trop long pour être contenu en entier dans le canal : il s'en échappe par chacune de ses extrémités, mais surtout en arrière; les parties qui sont ainsi pendantes représentent plus de la moitié de la longueur totale de la femelle.

Les deux animaux en copulation sont disposés ventre à ventre. Par suite de l'absence de tout organe d'accouplement, le sperme s'écoule dans le canal gynécophore et fuse sans doute, le long du sillon ventral de la femelle, jusqu'à l'orifice vaginal qui l'aspire par capillarité. Cette manière de voir est d'autant plus vraisemblable, qu'on n'a pas observé jusqu'à présent d'une façon certaine le canal de Laurer qui, chez les Distomes, servirait de poche copulatrice et fait communiquer avec l'extérieur le point du tube génital femelle où l'oviducte et le conduit vitellin se fusionnent.

Œuf. — L'œuf (fig. 5) est de forme allongée,

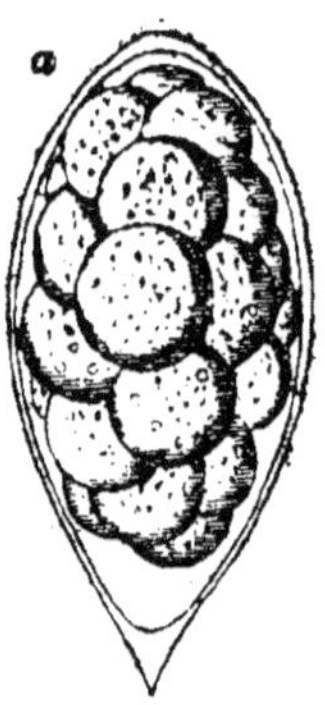
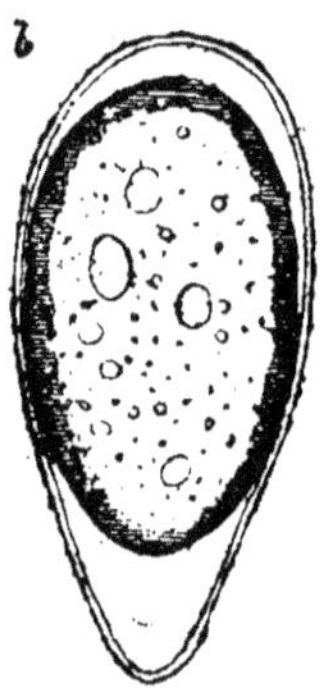

Fig. 5. — Deux œufs de Schistosome, d'après Cobbold.— a, vitellus grossièrement segmenté; b, vitellus granuleux, coque sans éperon.

assez régulièrement ovale, et mesure 155 à 160 μ de long, sur 45 à 60 μ de large; il porte à l'un de ses pôles un éperon effilé, long de 20 μ et terminé par une pointe acérée. A part cet appendice, dont le rôle important va nous être révélé tout à l'heure, la coque de l'œuf est absolument lisse; elle est du reste très mince, doublée intérieurement d'une seconde enveloppe ovulaire et dépourvue du clapet caractéristique de l'œuf des Distomes hermaphrodites.

L'éperon est d'ordinaire exactement polaire (fig. 5, *a*), c'est-à-dire situé à l'une des extrémités du grand axe de l'œuf; parfois il est plus ou moins latéral : nous avons indiqué plus haut quelle disposition anatomique semblait être cause de cette variation. Certains observateurs ont voulu en conclure à l'existence de deux espèces distinctes de Bilharzies, mais cette manière de voir doit être définitivement rejetée : on trouve en effet tous les intermédiaires entre l'œuf à éperon polaire et l'œuf à éperon franchement latéral. De même, on peut voir dans certains cas l'éperon diminuer de taille, au point que l'œuf semble dépourvu d'appendice (fig. 5, *b*), mais on ne saurait considérer cette variété d'ovule comme caractéristique d'une espèce particulière de Bilharzie, puisque, cette fois encore, on peut trouver toutes les transitions entre l'œuf à éperon et l'œuf à coque inerme : Harley admettait que cette dernière variété était propre à l'espèce nominale *Bilharzia capensis*, du cap de Bonne-Espérance, alors que *B. hæmatobia* d'Égypte avait toujours des ovules éperonnés.

Développement, migrations. — Le développement ne commence qu'après la ponte; il se poursuit et ses premiers stades s'achèvent même fréquemment avant que l'œuf ne soit rejeté hors de l'organisme : aussi, en examinant avec attention un assez grand nombre d'ovules éliminés avec l'urine, en trouve-t-on toujours quelques-uns à l'intérieur desquels l'embryon ou *Miracidium* est déjà complètement formé.

Les premiers stades du développement semblent être analogues à ceux que présente l'œuf des Distomes. La seconde enveloppe ovulaire, déjà signalée plus haut, est un véritable chorion, qui ne se montre séparé de la coque que vers les deux pôles : elle renferme une masse granuleuse, dérivée du vitellus nutritif et au sein de laquelle est plongé un embryon cilié, assez semblable à celui des Distomes et ressemblant, comme lui, à un Infusoire holotriche. Cet embryon a l'extrémité céphalique indifféremment tournée vers l'un ou l'autre pôle de l'œuf; il est maintenu en place par deux bandes granuleuses qui l'enserrent comme des ceintures et laissent voir à la périphérie des sortes de cellules irrégulières.

Le *Miracidium* de la Bilharzie, déjà étudié par Cobbold. J. Chatin et Sonsino, a été récemment l'objet d'observations intéressantes de la part de Cahier. de Railliet et de Brock. Il est tout d'abord constitué par une masse cellulaire homogène, mais une cavité somatique ne tarde pas à se creuser, en même temps que la région céphalique se trouve indiquée par la production d'un rostre, sorte de mamelon conique au niveau duquel les cils vibratiles disparaissent.

Tant que l'œuf est maintenu dans l'urine, l'embryon reste immobile : on ne constate sa vitalité qu'au mouvement des entonnoirs ciliés dont il sera question tout à l'heure. Si on dépose au contraire l'œuf dans une goutte d'eau, l'embryon devient mobile et peut même se retourner complètement d'un pôle vers l'autre : il effectue de vigoureuses contractions, qui se produisent surtout dans la région antérieure. Celle-ci vient heurter par saccades et à de courts intervalles la paroi de l'ovule, qu'elle cherche à briser comme ferait un bélier. Sous ces chocs répétés, la coque se déchire longitudinalement sur les deux tiers de sa longueur; presque toujours la première rupture se fait entre l'éperon et la région médiane. L'embryon apparaît donc au dehors, entraînant parfois le chorion à sa suite; mais il est rare qu'il parvienne à se dégager d'un seul coup, et de nouveaux efforts sont nécessaires pour qu'il puisse atteindre ce résultat. Au moment de la sortie, il s'étrangle en son milieu à la façon d'un sablier, par suite de l'étroitesse de la déchirure pratiquée dans la coque; quand il est définitivement mis en liberté, sa forme redevient promptement ovalaire.

Ces phénomènes, signalés déjà par les premiers observateurs, ont été constatés aussi par Cahier. Néanmoins, Railliet assure que l'éclosion se fait d'une autre manière. Au bout de quelques minutes d'immersion dans l'eau, l'œuf se gonfle[1] et acquiert peu à peu 175 à 180 μ de long sur 80 à 82 μ de large. Les parois de la coque s'écartent donc de l'embryon, et la masse granuleuse qui englobe celui-ci montre alors au niveau des pôles deux zones distinctes, l'externe un peu plus claire que l'autre. La région céphalique de l'embryon se dessine plus nettement, on commence à percevoir son revêtement ciliaire et on peut acquérir une notion assez exacte de sa structure. La description qu'en donne Railliet est assez différente de celle des premiers observateurs :

« L'extrémité antérieure se termine par une sorte de rostre inerme (fig. 4), tout à fait comparable à l'appareil perforateur qui s'observe dans l'embryon du *Distoma hepaticum*. Le corps offre trois étranglements : deux au niveau des ceintures signalées plus haut, et une troisième plus en arrière, vers le sixième postérieur du corps. De chaque côté de la base du rostre, partent deux canaux[2] qui, d'abord, convergent, puis s'écartent en se portant en arrière, pour aboutir chacun dans une poche arrondie, très finement granuleuse et offrant, au centre, un espace plus clair. Il semble qu'on ait affaire à deux grosses glandes unicellu-

1. Phénomène déjà observé par Chevreau et de Chazal.

2. Brock admet qu'ils naissent d'un cercle vasculaire situé à la base du rostre.

laires, dont les canaux précités représentent les conduits excréteurs.

« En outre, ces canaux limitent assez exactement un espace grossièrement granuleux qui correspond à un tube digestif rudimentaire se termi-

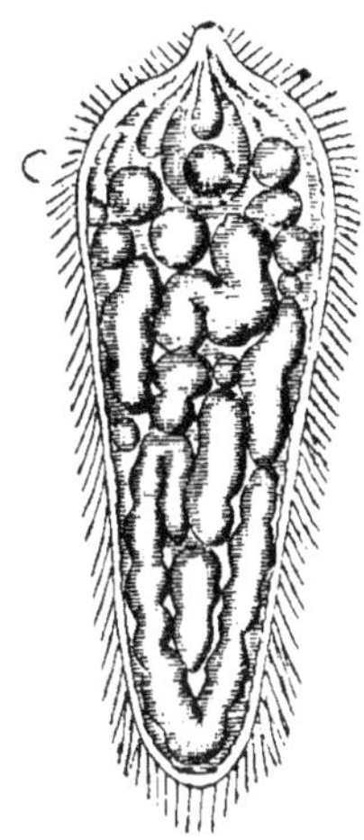

Fig. 4. — *Miracidium* libre, d'après Cobbold. Au-dessous du rostre se voient les deux cæcums piriformes, à côté du sac intestinal.

nant en cul-de-sac à sa partie postérieure. Cette délimitation n'est cependant qu'apparente, car on peut reconnaître l'indépendance de ce cæcum lorsque l'embryon est vu de côté. Il faut ajouter que, dans la région du rostre et dans celle qui le suit immédiatement, les granulations font entièrement défaut.

« En arrière des deux poches glandulaires, on

remarque encore deux espaces globuleux, se chevauchant d'une façon irrégulière, et sur la signification desquels je ne puis être fixé. Peut-être s'agit-il de diverticules du cæcum intestinal.

« A quelque distance en arrière de chacun des deux étranglements antérieurs, on distingue une paire d'organes que jusqu'à présent M. Cahier seul paraît avoir remarqués. Cet observateur a figuré en effet, ce qu'il appelle une « cellule? renfermant un corps animé de mouvements d'oriflamme ». Cette expression imagée donne bien exactement l'impression que l'on perçoit à l'examen de ces organes. Or, à mon avis, il s'agit simplement d'entonnoirs ciliés[1], comparables à ceux qu'a décrits Leuckart chez l'embryon du

1. Brock a observé aussi ces deux paires d'entonnoirs vibratiles : leur mouvement est rhythmique et se produit deux à trois fois par seconde ou bien plus fréquemment. Il en part des tubes que Brock, évidemment par une fausse interprétation des faits, raccorde à de prétendus orifices percés en couronne autour du corps, suivant deux lignes qui nous semblent correspondre aux deux ceintures décrites par Railliet.

On trouvera encore dans le travail de Brock quelques détails intéressants sur les cils qui recouvrent le corps : ils sont disposés suivant des lignes régulières, à la fois longitudinales et transversales. A la base même de la papille, qui en est dépourvue, ils sont courts, mais s'allongent progressivement en arrière, pour atteindre leur plus grande longueur, qui est de 12 μ environ, au niveau de la couronne antérieure. Les cils de la zone antérieure sont plus forts et plus actifs que ceux du reste du corps; ils sont presque toujours en mouvement, même avant que l'embryon n'éclose et ils se meuvent les derniers, quand celui-ci vient à mourir.

Distome hépatique, où l'on n'en trouve toutefois qu'une seule paire.

« Enfin, dans la région postérieure du corps, on observe un amas de cellules nucléées, souvent serrées les unes contre les autres, auxquelles on

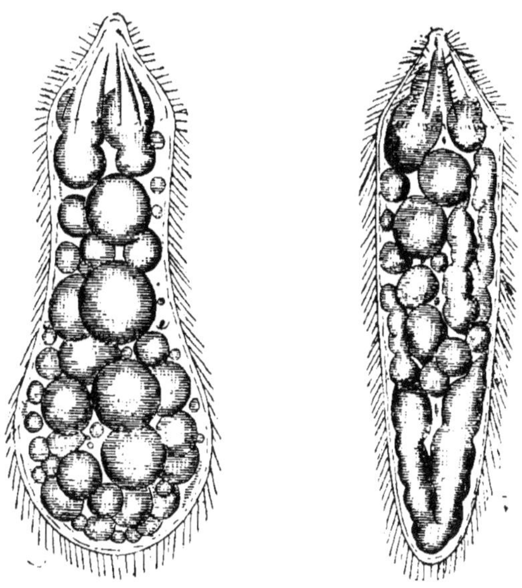

Fig. 5. — Deux *Miracidium* montrant des globules sarcodiques dans leur intérieur, d'après Cobbold.

doit attribuer, je pense, la valeur de cellules germinatives (fig. 5).

« Après une période variable suivant le degré de pureté de l'eau dans laquelle sont maintenus les œufs, l'éclosion a lieu. Dans certains cas, la rupture de la coque résulte, en partie tout au moins, des mouvements de l'embryon, qui ont été décrits avec soin par M. Cahier; mais le gonflement endosmotique de l'œuf m'a toujours paru jouer un rôle important dans ce phénomène. A telles enseignes que j'ai vu plus d'une fois la rupture de la coque mettre en liberté des embryons morts.

« Dans les conditions normales, c'est-à-dire lorsque les œufs n'ont pas séjourné trop longtemps dans l'urine avant d'être soumis à l'action de l'eau, et lorsqu'on a laissé l'éclosion se produire spontanément, l'embryon s'échappe assez rapidement par l'ouverture de la coque, qui se montre d'ordinaire dans le voisinage de la région céphalique. Puis il se met en marche, nageant dans le liquide ambiant et se livrant à une foule de mouvements qui ont été décrits maintes fois et sur lesquels je n'ai pas à m'arrêter. La rapidité avec laquelle il se déplace est cependant moindre que celle que j'ai vu manifester à l'embryon du *Distoma hepaticum*, bien que le mode de déplacement soit à peu près identique.

« Au moment de l'éclosion, l'embryon est nettement étranglé dans son milieu, et Cobbold le compare avec justesse à un sablier. Cet aspect n'est pas dû, comme on l'a pensé, à un étranglement subi au moment de la sortie, car, si l'ouverture est un peu étroite, l'étranglement qu'elle nécessite se produit successivement sur les différents points de la longueur du corps; et, du reste, l'animal revêt la même apparence quand l'éclosion a une origine purement endosmotique et que la sortie a eu lieu latéralement par une large rupture longitudinale. Cet étranglement n'est que le résultat de la constriction subie par l'embryon à l'intérieur de l'œuf par la ceinture granuleuse située vers la zone moyenne du corps. Au surplus, sous les variations innombrables de forme que présentent les embryons en mouvement, on peut toujours reconnaître les trois étranglements qui ont été décrits plus haut. Et l'on peut même observer, au niveau des deux premiers, deux petits cirres latéraux situés au milieu des cils. A l'extrémité postérieure, existe de même une ligne rentrante de la cuticule.

« Il n'est pas très rare, enfin, de constater, comme l'a fait M. Cahier, l'apparition, chez l'embryon fraîchement éclos, de deux globules réfringents sur les côtés de la base du rostre : il s'agit simplement d'une évagination des conduits excréteurs des deux glandes latérales antérieures, dans leur portion terminale.

« Peu après l'éclosion, lorsque le corps se gonfle pour se mettre en mouvement, les organes internes deviennent moins apparents, mais on peut apercevoir, à quelque distance en arrière du rostre, quatre grosses sphères claires, deux en dessus et deux en dessous, dont le passage successif devant l'œil est des plus curieux, lorsque l'embryon tourne sur lui-même, à la façon d'une toupie. Je n'ai pu me rendre compte de la signification exacte de ces espaces clairs, qui rappellent un peu ceux qui flanquent les yeux pigmentaires chez l'embryon du Distome hépatique.

« Après une période d'activité d'une durée assez variable, l'embryon du Gynécophore ralentit ses mouvements, et finalement s'arrête. On voit alors des globules transparents apparaître à sa périphérie, augmentant peu à peu en nombre et en dimensions. Puis, le corps se déforme, et la mort survient définitivement. L'aspect et le mode de production de ces globules ne peuvent laisser de doutes sur leur nature : ce sont bien évidemment, comme le disait Cobbold, des globules « sarcodiques », c'est-à-dire formés par la diffusion d'une certaine quantité de paraplasma à travers la cuticule.

« Quant à la sortie des cellules germinatives accumulées dans la zone postérieure du corps, je n'ai jamais pu l'observer que sur des exemplaires plus ou moins profondément altérés, et je ne puis la considérer que comme un fait anormal ou accidentel. »

La rapidité avec laquelle le *Miracidium* sort de l'œuf varie notablement suivant la nature du liquide au sein duquel se fait l'éclosion : d'après Cobbold, deux minutes suffiraient dans l'eau pure ; si l'on ajoute quelques traces d'urine, l'éclosion serait beaucoup plus lente et exigerait cinquante-cinq minutes ; elle ne se ferait pas dans l'urine pure et les embryons ne donneraient aucun signe de vitalité. Zancarol a eu pourtant l'occasion de trouver l'embryon libre dans la vessie et même dans le parenchyme rénal ou dans la muqueuse du gros intestin. Chevreau et de Chazal, Villeneuve et d'autres observateurs ont vu aussi l'embryon nager librement dans l'urine.

A partir du moment de l'éclosion, le tégument cilié de l'embryon s'épaissit notablement et l'on voit s'y développer un appareil aquifère (fig. 6), constitué essentiellement par deux troncs principaux qui se dirigent d'avant en arrière en suivant un trajet sinueux et en émettant un certain nombre de branches anastomotiques ; on ne trouve pas de pore excréteur à l'extrémité postérieure.

L'embryon se vide donc peu à peu, comme le fait le Sporocyste des Distomes ; quand tous les globules se sont séparés de lui, il continue encore à nager pendant quelque temps, bien que réduit à sa cuticule ciliée.

Cobbold a entrepris le premier des expériences d'infestation avec l'embryon infusoriforme : il le mit en présence de Mollusques d'eau douce, de petits Crustacés, de Poissons ; il essaya de faire pénétrer les œufs chez des larves de Diptères, chez des Entomostracés, des Écrevisses, des Limnées, des Paludines, des Planorbes, et chez d'autres espèces de Mollusques fluviatiles : toutes ces tentatives demeurèrent infructueuses, il vit simplement les embryons éclore et émettre leurs germes contractiles. Dans une autre série d'expériences, le même observateur put voir l'embryon essayer de pénétrer dans le corps de l'*Helix alliaria*.

Des tentatives du même genre furent faites par Harley : pensant que la Bilharzie se développait directement, sans passer par un hôte intermédiaire, ce dernier fit avaler des embryons à des animaux vertébrés tels que le Chien et le Lapin : il n'obtint aucun résultat.

Cette même question fut encore reprise, sans plus de succès, par Sonsino; les expériences étaient faites avec des œufs séparés de l'urine aussi soigneusement que possible, puis divisés en deux lots : un premier lot servait pour les expériences faites directement sous le miscroscope, le reste était mis dans un aquarium renfermant un certain nombre de Gastéropodes d'eau douce (*Vivipara unicolor, Cleopatra cyclostomoïdes, Cl. bulimoïdes, Physa alexandrina* et *Melania tuberculata*) : on ne retrouva pas la moindre trace des œufs ni de leurs coques dans aucun organe de ces Mollusques, malgré l'examen le plus attentif. Le résultat ne fut pas plus favorable avec des larves d'Insectes, avec de petits Coléoptères ou Névroptères aquatiques.

En présence de tentatives aussi infructueuses.
Sonsino considère comme assez probable que la

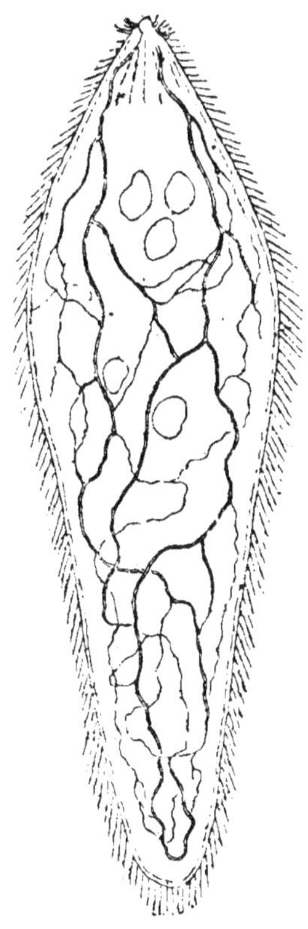

Fig 6. — Schéma d'un *Miracidium* montrant la disposition des vaisseaux aquifères et des vacuoles, d'après Cobbold.

Bilharzie, qui s'éloigne à tant de points de vue
des autres genres de Distomes, ait pour hôtes
intermédiaires des animaux appartenant à d'autres

classes que ceux chez lesquels se fixent ces derniers, ou même puisse accomplir tout son cycle évolutif en passant par une première phase de liberté dans les eaux, puis en pénétrant chez un hôte unique et définitif (Homme, Singe) : peut-être même se développerait-elle sans génération alternante.

Dans le but de poursuivre l'étude du Schistosome, Sonsino s'en est allé en Tunisie, à Gabès et à Gafsa : des malades atteints d'hématurie bilharzienne s'étant offerts à lui, il pouvait disposer ainsi d'un grand nombre d'œufs, à l'aide desquels il reprit des expériences d'infestation sur divers animaux d'eau douce.

Il crut tout d'abord pouvoir conclure que l'embryon nouvellement éclos pénétrait dans le corps d'un Crustacé amphipode[1] et de différentes larves d'Insectes et s'y enkystait, attendant, pour poursuivre son évolution, d'être introduit dans le tube digestif de l'Homme avec son hôte intermédiaire, avalé par mégarde. Des recherches ultérieures lui ont révélé que les jeunes Trématodes qu'il avait rencontrés chez les Arthropodes en question, n'ont rien de commun avec la Bilharzie.

---

1. Il le désigna sous le nom de *Gammarus pungens* Milne-Edwards. Des exemplaires de cet Amphipode, qui m'avaient été remis par Sonsino, ont été communiqués par moi à Ed. Chevreux, qui reconnut en eux une espèce encore inédite, qu'il se propose de décrire prochainement sous le nom de *Gammarus Simoni*.

L'évolution de celle-ci reste donc tout aussi problématique.

ÉTIOLOGIE. — L'infestation se fait par les eaux de boisson, soit qu'on ingère l'hôte intermédiaire lui-même, soit qu'on avale la larve nageant librement dans l'eau. Celle-ci, autant qu'on en peut juger par analogie, doit être armée d'une dent perforante, grâce à laquelle elle s'enfonce dans les parois intestinales et tombe dans une des branches d'origine de la veine porte.

On a supposé que le parasite pénétrait dans l'organisme à travers la peau : Bilharz admet ce mode de contamination pour un porteur d'eau qui avait habituellement une outre sur le dos. Au Cap et à Natal, suivant Harley, les indigènes croient que le parasite s'introduit par l'urèthre, au moment du bain : aussi ont-ils l'habitude de se coiffer le gland ou de se lier la verge quand ils entrent dans l'eau.

Allen se fait lui-même l'écho de cette croyance. A King William's Town, dit-il, les hommes et surtout les jeunes gens sont atteints, alors que les femmes et les jeunes filles restent indemnes. Il cherche à expliquer ce fait par ce que les hommes se baignent journellement dans le fleuve, tandis que les femmes s'en abstiennent. De même l'infestation aurait plus de chance de se faire chez les enfants qui, ne sachant pas nager, restent près du bord, là où le fleuve coule lentement sur un fond vaseux; les hommes, au contraire, nagent au loin dans une eau courante et claire et échapperaient ainsi davantage aux causes de contagion. L'embryon de la Bilharzie pénétrerait dans l'organisme par le canal de l'urèthre. Allen trouve une dernière preuve à l'appui de sa manière de voir dans ce fait que, dans la ville, on fait usage d'eau filtrée ou d'eau captée dans le fleuve en un point assez rapproché de la source pour que la pollution n'en soit pas possible.

Cette singulière théorie n'a pas besoin d'être combattue longuement. Pour en montrer l'inexactitude, il nous suffira de faire observer qu'elle ne repose sur aucune observation sérieuse; qu'elle ne fait que rééditer une opinion ancienne, longtemps admise sans conteste pour la *Filaria medinensis*, mais finalement démontrée fausse par les recherches de Fedtshenko; que la plus grande fréquence de l'helminthe chez les jeunes gens résulte de ce fait général, que les individus jeunes de chaque espèce animale présentent à l'invasion des parasites le minimum de résistance; enfin, que la plus grande fréquence de l'helminthe chez les individus mâles tient à ce que ceux-ci, même s'ils habitent une ville alimentée par des eaux filtrées, sont plus exposés que les femmes à la contamination, parce que les promenades, la chasse ou les travaux des champs les appellent plus fréquemment au dehors.

Il est donc certain que la Bilharzie est transmise à l'Homme par les eaux de boisson non filtrées, ou non bouillies. Dans tous les pays où la bilharziose est endémique, on courra donc les plus grands dangers en absorbant sans précaution l'eau des rivières, des lacs ou des citernes. C'est ainsi que les soldats italiens du corps d'occupation, dans la région de Massaouah, ont été atteints par la maladie dans une assez forte proportion.

Habitat. — La Bilharzie se rencontre à l'état adulte dans la veine porte et ses branches (notamment dans la veine splénique), dans la veine cave inférieure et ses branches, dans la veine rénale et dans les plexus veineux de la vessie et du rectum. On a vu de quelle manière la larve pouvait s'introduire dans le système porte, mais la présence du parasite dans les veines du petit bassin ou dans les branches de la veine cave est moins facile à comprendre. Le fait n'est pourtant pas inexplicable.

Les veines du système porte sont, comme on sait, dépourvues de valvules : rien ne s'oppose donc à ce que la Bilharzie descende, par la veine mésentérique inférieure, jusque dans les veines rectales. De celles-ci elle peut passer également dans les veines hémorrhoïdales moyennes et inférieures, qui s'anastomosent avec les branches pelviennes de la veine cave : des hémorrhoïdales inférieures elle peut remonter dans les veines honteuses internes et gagner les veines vésicales par l'intermédiaire du plexus de Santorini.

Le parasite se nourrit de sang : on en retrouve les globules en grand nombre dans son tube digestif. Küchenmeister admet qu'il puise ce sang dans les *vasa vasorum*, bien plus que dans le torrent circulatoire au sein duquel il est plongé; mais cette opinion nous semble peu soutenable.

Description de la bilharziose. — Les œufs sont pondus par amas dans les vaisseaux sanguins : le cours du sang les entraîne dans les capillaires de divers organes, où ils s'accumulent et déterminent à la longue des lésions dont la nature est très variable, suivant l'organe qui en est le siège. Ces lésions et les symptômes qui les accompagnent ont été étudiés déjà par de nombreux observateurs : Bilharz, Griesinger, Harley, Sonsino, Manley, Guillemard, etc. Les recherches les plus complètes et les plus récentes sont dues à Zancarol, Damaschino, Belleli, Kartulis, Chevreau et de Chazal, Chaker et Colloridi.

Le début de la maladie est insidieux; il est à peu près impossible de dire à quelle époque elle a été contractée. La seule observation qui nous donne quelque indication à cet égard a été mentionnée par Hatch : un individu, qui était resté 14 jours à Suez, souffrait d'hématurie bilharzienne un mois après être arrivé à Bombay.

La maladie ne se manifeste que quand les parasites contenus dans le système veineux sont devenus adultes et pondent des œufs : par lui-même, le parasite semble être parfaitement inoffensif, mais son œuf, muni d'un éperon acéré. chemine à travers les tissus, qu'il irrite et dilacère, et est la cause unique de tout le mal. Supposez que le Schistosome ponde des œufs sans éperon, et la redoutable maladie dont nous allons parler n'existerait point.

Suivant le point du système veineux où siège le parasite, c'est-à-dire suivant la voie par laquelle se fera l'élimination des œufs, la bilharziose se présente sous deux aspects bien distincts : ou bien elle attaque l'appareil génito-urinaire. et dans ce cas l'hématurie est l'un des premiers symptômes; ou bien elle se manifeste du côté du gros intestin, et l'attention du malade est éveillée par la fréquence ou la persistance du sang dans les selles. Comme on le voit, le terme *d'hématurie d'Égypte* ne peut aucunement convenir pour désigner la maladie, puisque l'hématurie ne s'observe que chez une catégorie de malades; l'expression de *bilharziose*, que nous avons proposée et qui a été généralement acceptée, est au contraire très convenable, même en tenant compte des remarques faites au début de ce chapitre.

D'ailleurs, chez un grand nombre de malades

les lésions portent à la fois sur l'appareil génito-urinaire et sur le gros intestin.

SYMPTOMATOLOGIE. — Quand le parasite est logé dans les plexus veineux de la vessie, les voies urinaires deviennent progressivement le siège de graves lésions pouvant amener la mort. Les œufs s'accumulent dans les capillaires et en provoquent la rupture : ils transpercent également la muqueuse et tombent dans la vessie, entraînant à leur suite une quantité de sang plus ou moins considérable. Ainsi s'établit l'hématurie, qui est fréquemment le symptôme initial. Toutefois, Chevreau et de Chazal, puis Colloridi ont constaté que les œufs peuvent passer dans la vessie, sans que l'urine présente la moindre trace de sang.

Dans les premiers temps, la maladie est donc généralement caractérisée par une hématurie fréquente. L'urine est d'abord tout entière sanguinolente, mais peu à peu elle devient plus claire, et c'est seulement à la fin de la miction que sont expulsés des flocons muco-purulents, à l'intérieur desquels le microscope permet toujours de reconnaître la présence d'un grand nombre d'œufs et même d'embryons libres. On trouve encore dans l'urine des lambeaux d'épithélium, de nombreux globules de pus, une quantité variable d'œufs et parfois même des embryons libres. Quand la maladie est établie depuis un certain temps, il est habituel de ne plus voir le sang apparaître qu'à la fin de la miction, sous la forme de quelques gouttelettes.

D'autres symptômes encore marquent le début de la bilharziose : ce sont des douleurs intermittentes à la région lombaire, dans la fosse iliaque gauche, à la cuisse ou à la vulve; elles sont spontanées ou accompagnent la miction. Pendant ce même acte, on éprouve encore généralement des douleurs d'un autre caractère : on ressent un picotement ou même une vive douleur soit à la racine de la verge, soit au gland. Hatch suppose que cette sensation particulière est causée par le passage des œufs dont la pointe déchire les tissus; son arrêt soudain serait dû au spasme consécutif à l'irritation produite.

Le passage continu des œufs à travers la paroi de la vessie ne manque pas d'irriter cet organe : il en résulte des accidents divers. La cystite apparaît tout d'abord : les éléments cellulaires se multiplient activement, des lambeaux d'épithélium se détachent; par la suite peuvent intervenir des altérations secondaires de l'urine, la muqueuse peut s'ulcérer et suppurer.

Le sang passe plus abondamment dans l'urine après les fatigues, les efforts, le coït, l'ingestion de substances alcooliques ou irritantes. Souvent encore, il se forme dans la vessie des caillots sanguins ou fibrineux qui peuvent obstruer l'uré-

thre, causer de la rétention urinaire et n'être
expulsés qu'au prix de mille efforts et au milieu
de vives souffrances.

L'obstruction de l'urèthre est d'autant plus
facile que ce canal présente fréquemment tous
les signes d'une inflammation chronique, due
évidemment, comme la cystite, à la présence des
œufs du Schistosome : son calibre se rétrécit, le
cathétérisme devient très douloureux, impossible
même, et la moindre tentative pour introduire
une sonde amène un écoulement sanguin.

La lithiase vésicale est au nombre des plus fré-
quentes maladies des Égyptiens : à l'hôpital prus-
sien d'Alexandrie, d'après Colloridi, elle coïncide
80 fois sur 100 avec la bilharziose. Ce n'est pas là
un pur hasard, mais la production des calculs
vésicaux résulte évidemment de la présence des
œufs du Schistosome dans la vessie. En effet, leur
nodule central est toujours constitué par un ou
plusieurs œufs.

On doit encore ranger au nombre des accidents consécutifs à l'accumulation des œufs dans
l'épaisseur de la vessie la production fréquente de
fistules urinaires, qui viennent s'ouvrir à la surface du périnée, plus rarement dans le rectum.
Ces fistules s'établissent dans les cas les plus
graves, quand des infiltrations purulentes, parties de la muqueuse, se répandent dans toute
l'épaisseur de la vessie, puis se frayent un chemin

au dehors. Dans certains cas, on voit pourtant la fistule s'établir chez des individus ne présentant que des lésions vésicales peu accusées et s'ouvrir dans la portion membraneuse de l'urèthre : la fistule est alors probablement occasionnée par des abcès dus eux-mêmes à l'arrêt des œufs dans l'épaisseur des tissus du périnée.

Chez la femme. Chevreau et de Chazal ont signalé certaines lésions caractéristiques. Le vagin devient le siège d'une inflammation chronique : il laisse écouler un liquide sanguinolent et fétide ; il est douloureux au toucher et comme couvert de saillies rugueuses, dont un examen plus approfondi démontre bientôt la nature. Ce sont de véritables tumeurs vermineuses, sessiles ou pédiculées, très petites ou atteignant la taille d'une noisette, plus ou moins hérissées de petites saillies verruqueuses. En pratiquant l'excision ou le curettage de ces tumeurs, on constate qu'elles sont très vasculaires, comme spongieuses : l'examen microscopique y montre une grande quantité d'œufs ; on y trouve même des Vers, sur l'identité desquels il ne peut y avoir le moindre doute. Ailleurs, la muqueuse vaginale se montre simplement ulcérée et laisse suinter du sang ; dans d'autres cas encore, elle présente en divers endroits des plaques en saillie, larges comme une pièce de monnaie et de même nature que les tumeurs décrites ci-dessus. Sa muqueuse peut enfin s'incruster de sels calcaires, comme le font la vessie et l'utérus. En ce qui concerne ce dernier organe, on peut voir enfin des tumeurs pédonculées se développer dans le canal cervical et venir pendre dans le vagin.

Le passage du sang dans l'urine ne se fait pas dans le rein, au niveau du glomérule de Malpighi; néanmoins, le rein ne reste pas indemne et les symptômes que nous venons de décrire ne sont pas sans retentir sur lui. En effet, dans les cas graves, la néphrite ne tarde pas à apparaître, ainsi que divers accidents qui s'expliquent par l'état particulier des reins et dont il sera question à propos de l'anatomie pathologique.

Voyons maintenant quelles sont les conséquences de la présence du parasite ou de ses œufs dans les veines du gros intestin. Cet organe, et en particulier le rectum, présente ordinairement des lésions analogues à celles que nous venons de décrire dans l'appareil génito-urinaire. Du sang s'échappe avec les selles, au milieu desquelles le microscope permet de déceler la présence des œufs. La muqueuse est hérissée d'une foule de saillies mamelonnées et rapprochées les unes des autres: souvent même, il se forme des polypes assez volumineux pour nécessiter une intervention chirurgicale. Ces productions morbides ne sont pas sans amener certains désordres intestinaux : on observe, en effet, de la diarrhée dysentériforme, de l'entérorrhagie, le prolapsus du rectum.

Le cœur, les poumons et le foie ne présentent ordinairement rien d'anormal. Ce dernier organe peut cependant devenir le siège de phénomènes morbides, dont Napier a fait connaître un exemple intéressant. Chez un individu atteint d'hématurie depuis plusieurs années, amaigri, affaibli et souffrant notamment d'une vive douleur lombaire, le foie était très hypertrophié et douloureux à la pression, surtout au voisinage de la vésicule biliaire; les veines superficielles de la région hépatique étaient dilatées et se voyaient exceptionnellement bien. Des cas de ce genre ont pu induire en erreur et faire croire à une relation de la bilharziose avec l'hépatite suppurée.

Chevreau et de Chazal ont noté plus d'une fois que les ganglions lymphatiques, en particulier ceux de l'aine, étaient tuméfiés et douloureux à la pression, soit d'un seul côté, soit des deux côtés à la fois. Cela est-il dû au transport d'œufs le long des lymphatiques ou à une simple lymphangite prenant sa source dans les régions voisines, si éprouvées par la maladie? La question n'est pas élucidée; il est du moins intéressant de signaler dès maintenant qu'un état analogue s'observe à l'autopsie sur les ganglions mésentériques.

Vasy Lyle constate que l'*ulcère de Natal* est

très commun chez les hématuriques ; Chevreau et de Chazal observent aussi chez trois de leurs malades, soit dans un dixième des cas, des plaies de jambes difficiles à guérir. Ce sont là sans doute de simples coïncidences, car il est difficile d'expliquer la relation de ces ulcères cutanés avec la bilharziose.

Anatomie pathologique. — La vessie présente des dimensions fort réduites, mais ses parois sont extraordinairement épaisses ; la muqueuse est indurée en certains points par des dépôts uriques ou calcaires, mais la lésion principale consiste en des ulcérations recouvertes de pus sanieux.

En incisant l'organe, on constate que la muqueuse est très épaissie ; elle crie sous le couteau et a presque la consistance crétacée. Au microscope, le chorion muqueux se montre infiltré d'un grand nombre de leucocytes et d'une petite quantité d'œufs. Ceux-ci sont au contraire en extrême abondance dans le tissu conjonctif sous-muqueux ; ils remplissent également la lumière des vaisseaux sanguins. La plupart de ces œufs sont morts et ont déjà subi la dégénérescence calcaire, mais quelques-uns, pondus plus récemment, étaient encore vivants au moment de l'autopsie : ils sont reconnaissables à ce qu'ils fixent plus ou moins énergiquement les réactifs colorants. Il est intéressant de noter que, suivant Sonsino et Belleli, les œufs qui farcissent ainsi les parois de

la vessie sont presque toujours armés d'un éperon
terminal, tandis que les œufs dont nous consta-
terons plus tard la présence dans l'épaisseur du
rectum ont d'ordinaire un éperon latéral.

Fréquemment aussi, la muqueuse vésicale s'est
hypertrophiée de façon à présenter à sa surface
des sortes de verrues ou de papilles, qui se hé-
rissent en colonnes et sont de plus grande taille
que dans les cas de catarrhe simple de la vessie.
Ces excroissances polypiformes se constatent facilement pendant la vie, au moyen de l'examen
cystoscopique; elles peuvent atteindre la longueur du doigt et s'épaissir en massue à leur
extrémité libre.

La couche musculaire de la vessie a acquis
elle-même une épaisseur considérable : le tissu
conjonctif intermusculaire est hypertrophié, mais
l'hypertrophie porte principalement sur les fibres
musculaires. Celles-ci sont tout à fait normales;
la dégénérescence hyaline qu'on leur a parfois
attribuée n'est peut-être qu'un phénomène cada-
vérique. Dans les parties les plus superficielles de
la tunique musculaire on trouve encore un assez
grand nombre d'amas d'œufs, notamment au voisinage des vaisseaux. Des œufs isolés s'observent
encore dans les parties profondes, mais on les
voit devenir de plus en plus rares, à mesure qu'on
se rapproche de la couche conjonctive sous-péri-

tonéale, et finalement ils ne se rencontrent plus au sein de cette dernière. L'énorme hypertrophie de la couche musculeuse ne peut donc être attribuée uniquement à la présence des œufs; elle est plutôt consécutive au catarrhe de la muqueuse. Nous avons dit déjà que la vessie était considérablement rétrécie : sa cavité intérieure est si restreinte que parfois elle peut à peine contenir une grosse noix. Cette modification tient uniquement à l'épaississement excessif de la couche musculaire.

Quant au fait que les œufs s'accumulent surtout dans la couche sous-muqueuse de la vessie, il semble tenir à une cause purement mécanique. Les veinules de la couche muqueuse sont de dimensions capillaires et sont, par conséquent, trop étroites pour livrer passage aux œufs : ceux-ci s'arrêtent donc dans les vaisseaux plus larges de la couche sous-muqueuse; il en résulte que des ruptures vasculaires se feront dans ce même tissu, au sein duquel les œufs pourront de la sorte s'accumuler en extrême abondance et d'une façon continue.

Un fait dont la signification nous échappe actuellement mérite encore d'être signalé ici.

En faisant l'étude histologique de la vessie d'individus morts de bilharziose dans les hôpitaux d'Alexandrie, Harrison constata quatre fois sur cinq que les tumeurs développées dans cet

organe avaient tous les caractères du carcinome.
Il serait intéressant de vérifier ces observations
et de déterminer jusqu'à quel point la présence
des œufs du Schistosome dans les tissus peut être
en rapport avec la production des tumeurs can-
céreuses.

Des lésions analogues à celles que nous venons
de rencontrer dans la vessie s'observent également dans le tiers inférieur des uretères. Ici les
œufs sont en très petit nombre, en sorte que la
lésion doit encore être considérée comme consécutive à la lésion vésicale et à l'altération de
l'urine : comme il arrive dans les cas de catarrhe
chronique de la vessie, la lésion se propage le
long de l'uretère et remonte finalement jusqu'au
bassinet et au rein. L'uretère est élargi, tortueux
et rétréci par places ; sa muqueuse est irrégulière,
comme tomenteuse, et couverte d'un dépôt phos-
phatique ; d'autres fois, son canal demeure à peu
près normal, mais sa paroi acquiert une énorme
épaisseur.

Les modifications dont les uretères sont le siège
ont un retentissement immédiat sur le rein. Par
suite des rétrécissements que nous avons signalés
sur le trajet de ces conduits, le cours de l'urine
se trouve plus ou moins gêné, d'autant plus que
le rétrécissement va parfois jusqu'à l'oblitération
complète : l'urine s'accumule en amont de
l'obstacle, d'où les dilatations dont nous avons

également parlé. Le même effet mécanique détermine, dans les cas particulièrement graves, une profonde altération des reins : l'organe augmente considérablement de volume, le bassinet se dilate, la distinction des deux substances corticale et médullaire devient fort difficile et le tissu rénal peut se réduire à une couche presque homogène, bosselée et dont l'épaisseur est au plus de 3 à 4 millimètres ; çà et là, quelques petits abcès miliaires se voient dans le parenchyme, surtout à la surface. Il s'agit, en somme, d'une véritable hydronéphrose, qui détermine tout d'abord des lésions atrophiques du rein et qui finalement peut tuer le malade par urémie ; la mort arrive encore assez souvent par albuminurie.

Par quelle voie les œufs de la Bilharzie arrivent-ils jusqu'aux uretères? Les veines de ces organes vont se jeter, les supérieures dans la veine rénale, les moyennes dans la veine spermatique et les inférieures dans la veine iliaque primitive. L'œuf, pondu dans les plexus du petit bassin, peut être entraîné par le courant sanguin jusque dans les veines hypogastrique et iliaque primitive ; mais, en raison de son inertie, on ne conçoit guère comment il peut remonter de cette dernière jusque dans l'épaisseur de l'uretère. Aussi doit-on croire à une migration accomplie par la femelle suivant le trajet que nous venons d'indiquer, plutôt qu'à une communication anastomotique entre les veines du petit bassin et celles de la partie inférieure de l'uretère.

Cette migration est, d'autre part, le seul phénomène qui nous explique les cas où les œufs se rencontrent dans le rein, dans le bassinet et dans les portions supérieures de l'uretère. Les œufs sont toujours trop peu nombreux dans le parenchyme rénal pour qu'on puisse leur attribuer les graves lésions dont nous avons décrit plus haut le type extrême : dans des cas plus bénins, l'affection rénale consiste en une simple inflammation, en une néphrite parenchymateuse: il peut se former aussi des kystes ou des calculs rénaux (d'où les coliques néphrétiques notées déjà par Harley), l'organe peut devenir le siège d'une cirrhose plus ou moins intense.

Les détails que nous avons donnés plus haut, à l'égard des lésions dont le vagin et l'utérus peuvent être le siège, nous dispensent d'y insister ici.

Pour en finir avec les lésions de l'appareil génito-urinaire, ajoutons que les œufs de la Bilharzie se rencontrent encore très fréquemment dans les vésicules séminales et dans la prostate; ces organes sont alors plus ou moins hypertrophiés.

Nous avons noté déjà que le toucher rectal permet de constater, sur la muqueuse du gros intestin, l'existence d'une foule de saillies mamelonnées, rapprochées les unes des autres. Ces saillies, très volumineuses pour la plupart, ressemblent à de petits polypes dont la longueur atteint et dépasse parfois 10 à 15 millimètres; leur surface est légèrement villeuse et est criblée de petits orifices glandulaires. Dans l'intervalle de ces tumeurs, la muqueuse intestinale est tantôt d'aspect à peu près normal, tantôt au contraire lisse et comme vernissée; ce dernier aspect tient à ce qu'une cicatrice s'est formée à l'endroit qu'occupait précédemment une ulcération consécutive à une perte de substance.

Si l'on fait au niveau des saillies polypiformes une section comprenant toute l'épaisseur de l'intestin, on constate que les œufs du parasite sont surtout accumulés dans l'épaisseur de la couche muqueuse, à l'intérieur de laquelle ils forment des amas considérables, visibles à l'œil nu : à la lumière oblique, ces amas se présentent sous l'aspect de traînées miroitantes, ayant jusqu'à $1^{mm}25$ d'épaisseur et se poursuivant au sein même des excroissances morbides. On voit en outre un certain nombre d'œufs épars dans la muqueuse, entre les glandes en tube ou plus rarement dans leur lumière; quelques autres sont logés dans les follicules clos. En revanche, on n'en rencontre aucun ni dans l'épaisseur même des tuniques musculaires, ni dans la couche sous-séreuse.

Sonsino, Zancarol et Damaschino s'accordent à

reconnaître que la plupart des œufs renfermés dans l'épaisseur du gros intestin ont une épine latérale; Belleli dit au contraire que cet appendice est d'ordinaire exactement terminal. Cette différence d'opinion entre des observateurs également distingués montre bien le peu d'importance qu'il faut attribuer à l'éperon, puisque sa situation est différente sur les œufs pondus par deux individus distincts et peut-être même varie sur les œufs d'un même individu.

L'examen histologique démontre que les productions polypiformes sont en grande partie constituées par la muqueuse; dans leur partie axile pénètre pourtant une mince couche de tissu sous-muqueux. Bowlby leur attribue la structure d'un papillome diffus, formé d'un tissu fibreux lâche. riche en cellules. Le point le plus intéressant est. sans contredit, le développement excessif des glandes en tube, hypertrophie décrite d'abord par Zancarol et Damaschino, puis revue par Kartulis et Belleli. Ces glandes, dont la longueur normale est d'environ 0^{mm}5, atteignent parfois jusqu'à 2 ou 3 millimètres. et même jusqu'à 3^{mm}5 de longueur; leur diamètre transversal mesure jusqu'à 0^{mm}06 et même 0^{mm}08. en sorte qu'elles sont perceptibles à l'œil nu.

Dans l'intervalle des productions polypiformes, la muqueuse montre les altérations classiques de la dysenterie chronique. Toutes les tuniques de l'intestin présentent des traces non équivoques d'un processus phlegmasique à évolution lente. La sous-muqueuse, indépendamment des œufs dont elle est en quelque sorte criblée et qui se disposent de façon que leur grand axe soit parallèle à la surface intestinale, est très épaissie et partout infiltrée d'une grande quantité de petites cellules rondes. Les couches musculaires elles-mêmes sont notablement hypertrophiées et peuvent être trois fois plus épaisses qu'à l'état normal.

Les ruptures capillaires qui se produisent dans la muqueuse ont pour but de déterminer de légères hémorrhagies rectales, qui viennent s'ajouter à la dysenterie. On trouve alors dans les matières fécales des œufs en plus ou moins grande abondance. Il est à remarquer que ceux-ci sont d'ordinaire infiniment plus nombreux dans la vessie que dans le rectum : alors que la vessie présente les lésions les plus graves et que l'urine renferme une masse d'œufs, il n'est pas rare de ne noter aucune altération de l'intestin et de ne trouver aucun œuf dans les excréments. Il est enfin des cas exceptionnels où les lésions du rectum prédominent.

Les lésions que nous avons jusqu'à présent étudiées sont les plus importantes et les plus constantes, mais les œufs de Bilharzie peuvent encore être portés dans d'autres organes et y provoquer des altérations dont nous devons dire quelques mots.

Les ganglions mésentériques sont fréquemment hypertrophiés : leur substance est comme tuméfiée et présente en son centre de petits foyers hémorrhagiques ; on y trouve également des œufs, ainsi que Zancarol l'a constaté le premier.

Leuckart admettait que les œufs doivent se rencontrer dans le foie : la démonstration de ce fait intéressant est due à Kartulis. Dans deux foies provenant d'individus ayant succombé à la bilharziose, cet observateur a trouvé une grande quantité d'œufs : l'organe est légèrement cirrhotique ; il est dur et opaque. Les œufs sont accumulés d'ordinaire dans les branches de la veine porte, mais on les voit aussi dans le parenchyme hépatique, où ils ont pénétré par déchirure des parois vasculaires. Ils se tiennent alors en petit nombre dans les espaces interlobulaires ; plus rarement ils pénètrent dans les lobules eux-mêmes, mais sans s'écarter de la périphérie. Quand ils séjournent depuis longtemps dans le parenchyme, ils s'entourent d'une couche conjonctive qui devient progressivement plus compacte et plus épaisse.

La présence des œufs dans le foie jette un jour nouveau dans l'étiologie de certaines maladies hépatiques qu'on observe en Égypte. On doit néanmoins se garder d'attacher une trop grande importance pathogénique à ces œufs qui, comme nous l'avons vu, sont toujours en fort petit nombre et s'enkystent dans une coque conjonctive; il importe notamment de ne pas considérer la Bilharzie ou son œuf comme la cause de l'hépatite suppurée des pays chauds, erreur qui trop longtemps a eu cours dans la science.

Les œufs de la Bilharzie n'ont pas encore été observés dans certains organes, tels que la rate, le pancréas et l'estomac, dont le sang se déverse dans la veine porte. En revanche, on les a trouvés dans les organes tels que le poumon, qui sont tributaires de la circulation veineuse générale. Ce fait n'a rien de surprenant, quand on se rappelle quelles larges anastomoses font communiquer les plexus veineux de la vessie avec la veine hypogastrique et, par son intermédiaire, avec la veine cave inférieure; peut-être même le Ver adulte suit-il cette même route, ainsi que nous l'avons supposé plus haut en signalant la présence des œufs dans le parenchyme du rein.

La découverte des œufs dans le tissu pulmonaire est due à Mackie. L'observation a été faite chez un individu mort de pyémie consécutive à une cystite purulente. Le poumon renfermait un grand nombre d'abcès métastatiques de volume variable, les plus gros ne dépassant pas la taille d'une petite noisette; ces abcès étaient limités par un tissu nécrosé; leur contenu était formé de pus sanieux. A part les points où ils siégeaient. le reste du poumon était absolument sain. Dans le pus des abcès et dans le tissu pulmonaire frais. on trouvait quelques œufs, logés en dehors des vaisseaux sanguins, dans le tissu conjonctif intra-lobulaire et dans le tissu péribronchique.

Diagnostic. — Aucune maladie n'est plus facile à diagnostiquer que la bilharziose : l'œuf du Schistosome est de forme caractéristique et sa présence dans l'urine ou dans les selles est pathognomonique.

Pronostic, marche, durée, terminaison. — Dans notre longue étude anatomo-pathologique, nous avons cherché surtout à montrer quelles lésions pouvaient produire les œufs de la Bilharzie, dans les cas les plus graves. On peut établir en règle générale que la gravité des symptômes et des lésions est en raison directe du nombre des parasites logés dans les vaisseaux. Kartulis a trouvé dans les veines du système porte d'un seul individu jusqu'à 500 Vers. dont la plupart étaient en voie d'accouplement; le nombre des parasites est parfois encore plus considérable.

Ce ne sont là, fort heureusement, que des cas exceptionnels. Le plus souvent l'affection est assez bénigne, sans doute parce que les parasites sont en petit nombre; elle se réduit alors à une cystite chronique peu intense. présentant des exacerbations au cours desquelles le patient émet à la fin de la miction un peu de sang mêlé à du mucus filant. La maladie peut durer des années sans s'aggraver davantage, sans même que le malade juge à propos de consulter un médecin. Sonsino pense que le parasite ne vit pas plus de deux ou trois ans dans l'organisme humain; Colloridi admet qu'il peut vivre de deux à dix ans. Norman Moore a vu la maladie persister chez deux soldats d'Afrique, revenus en Angleterre depuis une quinzaine d'années. Cahier et Moty ont observé au Val-de-Grâce les urines bilharziennes d'un soldat qui avait contracté la bilharziose à Gabès, mais avait quitté la Tunisie depuis près de dix ans.

Quand, par exception, la maladie s'aggrave au point d'amener la mort, celle-ci peut survenir de diverses manières : par rupture de la vessie, par pyélonéphrite ascendante, par urémie, par albuminurie; le malade peut encore mourir dans le marasme, épuisé par la dysenterie ou par l'anémie consécutive à des hématuries abondantes et répétées.

Il est donc tout à fait inexact de considérer la bilharziose comme une affection toujours mortelle; il est aussi peu justifié de la croire incurable; quoi qu'en dise Cobbold, qui condamnait tout traitement, médical ou chirurgical, et qui se bornait à prescrire aux malades de bonnes conditions climatologiques, des toniques généraux et des moyens analogues pour seconder les efforts curatifs de la nature, le traitement est souvent suivi de succès. Dans les cas de moyenne intensité, et ce sont les plus communs, on peut procurer au malade une amélioration notable, au point de le considérer comme guéri.

PROPHYLAXIE. — Les mesures qu'il convient de prendre dans les pays contaminés, pour éviter sûrement la maladie, se résument en cette simple formule : usage exclusif et rigoureux d'eau filtrée ou bouillie. L'usage des bains de rivière est indifférent; à plus forte raison, ne doit-on pas préconiser la circoncision, comme le fait Allen, qui voit en cette opération un excellent moyen d'empêcher l'introduction du parasite dans le canal de l'uréthre!

TRAITEMENT. — Diverses médications ont été proposées, mais les résultats n'ont pas toujours été des plus satisfaisants. Fouquet semble avoir obtenu des succès remarquables par l'emploi des anthelminthiques, administrés avec persistance et à doses peu élevées. Il emploie les capsules d'extrait éthéré de Fougère mâle qui se trouvent dans le commerce; il donne d'abord une capsule par jour, puis deux, une avant chacun des deux principaux repas de la journée; chez les individus vigoureux, on peut porter la dose à trois capsules par jour. On continue ainsi jusqu'à ce que la guérison paraisse acquise: à partir de ce moment, on donne encore pendant un mois une seule capsule par jour, afin d'éviter plus sûrement le retour de tout accident. Pendant le cours du traitement, on prescrit encore au malade un régime tonique, des frictions stimulantes, l'hydrothérapie et, comme moyen prophylactique, l'usage d'eau filtrée ou bouillie.

A ce traitement général il est avantageux d'adjoindre, au moins dans les cas les plus graves, un traitement local, consistant en injections intra-vésicales d'une solution de bichlorure de mercure à 1/5000. Ces injections, répétées chaque matin, sont facilement supportées par le malade; elles sont très efficaces et, dès le troisième ou le quatrième jour, la cystite diminue considérablement. On fait, avec un égal succès, des injections au nitrate d'argent, à l'acide phénique ou à l'acide borique. Ces mêmes substances rendent encore de grands services pour le traitement local des phénomènes intestinaux; on les administre sous forme de lavements. Napier aurait obtenu de bons résultats en traitant ses malades par le salicylate de soude, à la dose de 40 grains au moment de se coucher; Chevreau et de Chazal préconisent les injections intra-vésicales d'extrait éthéré de Fougère mâle.

Dans certains cas, l'intervention chirurgicale peut devenir nécessaire. Quand l'hématurie et la cystite sont très graves, Mackie n'hésite pas à pratiquer la cystotomie: le plus souvent, l'héma-

turie cesse instantanément et les lavages intra-
vésicaux amènent une amélioration qui est presque
équivalente à la guérison. L'ablation des tumeurs
rectales se fait avec l'écraseur ou par toute autre
méthode; le traitement des fistules urinaires se
fait par les procédés habituels.

GÉOGRAPHIE MÉDICALE. — La bilharziose, dont
l' « hématurie d'Égypte » n'est que la manifesta-
tion la plus ordinaire, n'a encore été observée
qu'en certaines régions d'Afrique et d'Asie, ou
chez des individus ayant fait dans ces régions
un séjour plus ou moins long.

Comme on sait, le parasite qui la cause a été
découvert en Égypte, et c'est encore dans ce pays
que la maladie semble être le plus répandue. Elle
y est si fréquente que Griesinger trouvait le Ver
117 fois sur 565 autopsies, et Sonsino 50 fois sur
54 autopsies de sujets arabes; Koch a observé
l'hématurie bilharzienne, en Égypte, chez 9 indigènes sur 10; à l'école de Tautah, suivant
Colloridi, plus d'un tiers des élèves souffre d'hématurie. Ces chiffres suffisent à montrer que la
bilharziose est extrêmement répandue en Égypte,
mais aussi que le parasite reste très fréquemment
à peu près inoffensif, sans doute parce que le patient n'a été soumis qu'accidentellement et pendant un temps fort court aux causes d'infestation.

La race semble n'être pas sans influence sur la
production de la maladie, mais ce n'est là qu'une

simple apparence, due à ce que certaines castes, par leur habitat et par leur genre de vie, se trouvent particulièrement exposées à ses atteintes. C'est ainsi que l'hématurie est surtout fréquente dans les villages et chez les individus de la classe pauvre, qui ne font jamais usage d'eau filtrée; elle est plus rare chez les femmes. D'après Bilharz, les Fellahs et les Coptes sont le plus fréquemment atteints: on observe la maladie chez la moitié des individus; puis viennent, par ordre de fréquence, les Nubiens et les Nègres. Quant à la provenance du parasite, Belleli accuse formellement l'eau du Nil et note qu'il est à peu près inconnu dans les villes qui reçoivent de l'eau filtrée.

La bilharziose s'observe dans toute l'Égypte, notamment dans le delta du Nil. Les médecins qui nous ont laissé des relations de l'expédition d'Égypte en 1799, ont noté que les soldats français avaient souffert d'hématurie; il est à peu près certain que ces désordres étaient causés par le Schistosome.

D'Égypte, le parasite rayonne vers l'ouest, vers l'est et vers le sud.

Vers l'ouest, il semble être assez répandu en Tunisie; sa présence en Tripolitaine n'est donc pas douteuse, bien qu'on ne l'y ait pas encore constaté directement.

Villeneuve vit un *Miracidium* nageant dans

l'urine d'un individu atteint d'hématurie, qui avait fait son service militaire en Tunisie. J'avais prévu moi-même qu'on observerait quelque jour l'endémicité de la bilharziose en Tunisie et en Algérie; néanmoins, la description donnée par Villeneuve était si imparfaite, que j'ai cru devoir exprimer quelques réserves. Mes critiques ont eu du moins pour résultat d'amener cet observateur à préciser sa description et à rendre indubitable l'existence de la bilharziose en Tunisie.

La note dans laquelle Villeneuve annonce sa découverte a été publiée à Marseille le 30 juin 1891. Ce même jour, Brault adressait de Lyon, à la *Gazette hebdomadaire de médecine et de chirurgie*, une note détaillée, dans laquelle il faisait connaître une observation d'hématurie bilharzienne durant déjà depuis trois ans et demi et devenue manifeste après huit mois de séjour à Gafsa. Le malade était alors soldat dans l'un des régiments du corps d'occupation de la Tunisie: il n'a jamais habité aucun autre pays étranger. Le 29 juin, Brault avait eu l'occasion de montrer à plusieurs de ses collègues de l'École du Service de santé militaire les préparations obtenues avec l'urine de son malade et renfermant soit des œufs, soit des embryons libres; par la suite, il m'a envoyé à moi-même plusieurs préparations microscopiques, dans lesquelles j'ai effectivement reconnu les œufs du *Schistosomum hæmatobium*.

La netteté de ces constatations augmentait l'intérêt de l'observation de Villeneuve et faisait tomber les objections, ou tout au moins les réserves que celle-ci avait suscitées.

Je crois donc résumer impartialement le débat qui s'est élevé entre Villeneuve et Brault, en disant que ces deux observateurs ont fait connaître simultanément, et indépendamment l'un de l'autre, l'endémicité de la bilharziose en Tunisie, tout au moins dans le sud de ce pays ; toutefois, ce fait capital n'a été démontré avec une certitude absolue qu'à la suite de la publication du travail de Brault.

Voilà donc deux observations de bilharziose en Tunisie : une troisième a été publiée par Cahier, qui a traité un soldat atteint depuis dix ans d'une hématurie contractée a Gabès. Des renseignements recueillis par Cahier, « il résulte que la maladie est fréquente chez les tribus arabes habitant Gabès, Gafsa et leurs environs, et qu'un certain nombre de nos soldats qui ont séjourné dans ces postes en sont partis atteints d'hématurie, mais personne ne songeait à rapporter le pissement de sang à sa vraie cause ».

Sonsino n'a pas observé la bilharziose à Tunis même, mais il en a constaté six cas à Gabès : quatre cas chez des individus de même famille, venant de Kebilli, sur la rive orientale du chott el Djerid, un autre cas chez un Tripolitain, un dernier cas chez un enfant venant de Gafsa. Le savant helminthologiste italien a observé aussi plusieurs cas dans cette dernière ville : la maladie y est endémique et s'y montre parfois aussi grave qu'en Égypte.

Brault a émis l'opinion « que l'Algérie n'est pas absolument indemne, et que le parasite existe dans certaines localités du sud de la province de Constantine voisines de la Tunisie ». Toutefois, le fait n'a pas encore été démontré.

Vers le sud, le parasite s'étend encore tout le long de la côte orientale d'Afrique, jusqu'au cap de Bonne-Espérance ; il est vrai que sa présence n'a pas été observée sur toute l'étendue du littoral, mais on l'a notée sur des points si divers, qu'on est autorisé à penser que des recherches ultérieures nous la feront connaître dans les régions où on ne l'a point encore signalée.

Dès 1888, les troupes italiennes de Massaouah ont été atteintes assez sérieusement de la bilharziose pour que l'autorité prescrivît une enquête à ce sujet; la maladie est d'ailleurs commune chez les indigènes de ces contrées. Les habitants du Tibbu, du Tshad, du Darfur et du Kordofan sont fréquemment atteints d'hématuries que Nachtigall attribue au Schistosome. Au bord du lac Nyassa et dans tout le bassin du Zambèze, les habitants sont atteints d'hématurie et en font remonter la cause à des Vers qu'ils verraient sortir de temps en temps par le canal de l'urèthre.

Le docteur Kirk, de Zanzibar, cité par Vasy Lyle, assure en effet que la bilharziose est commune de Zanzibar au Zambèze et dans la région du lac Nyassa. Elle est particulièrement répandue sur le cours inférieur du Zambèze, à Shorganga et à Senna, où les indigènes l'appellent *tanda moropa*, c'est-à-dire le passage du sang. Vasy Lyle ajoute qu'elle est commune encore aux environs d'Inhambane, non loin du tropique du Capricorne, mais elle serait inconnue sur le plateau intérieur du sud de l'Afrique, vers le lac Ngami, dans le Damaraland, dans le Namaqualand et sur le cours supérieur du Zambèze, en amont des chutes de Victoria.

En ce qui concerne l'Afrique australe, les renseignements sont encore plus précis. Le parasite a été reconnu d'une façon certaine à Rustenburg, dans le Transvaal, par Brock ; il a été vu à Natal par divers observateurs : à Pietermaritzburg par Allen et Fritsch ; à Port-Natal ou Durban par Cobbold et Fritsch. Lyle s'est assuré que la bilharziose existe entre ces deux villes, au voisinage du fleuve Sterk spruit, ainsi qu'aux baies de Sainte-Lucie et de Delagoa ; en revanche, elle est inconnue à la baie Walwich. La maladie s'observe aussi, mais plus rarement, dans la Cafrerie anglaise. Au Cap, où John Harley l'a signalée le premier dès 1864, elle sévit dans toute

la partie orientale : Spredy la signale à East
London, ville côtière à l'embouchure du Buffalo,
et à King Williams Town, ville située plus haut
sur ce même fleuve: on ne la cite pas plus avant
dans les terres. Un peu plus au sud, on l'observe
à Uitenhage, ville située sur le Zwartekop river,
à trois lieues de son embouchure dans la baie
d'Algoa, et à Port-Elisabeth, ville située sur la
baie même; d'après Fritsch, elle se rencontrerait
à Uitenhage, chez les jeunes garçons, dans la
proportion de deux fois sur trois.

Rathelot dit qu'on a signalé la bilharziose à
Nossi-Bé, et peut-être à l'île de la Réunion et à
Madagascar. Dans une note présentée à la Société
de biologie le 18 juillet 1891, j'ai prévu moi-même
qu'on découvrirait quelque jour la maladie dans
ces îles, mais je ne connais encore aucun fait qui
permette de considérer cette prévision comme
réalisée. En revanche, d'après mes indications,
le docteur Chevreau a découvert le parasite à
l'île Maurice, où il semble être très commun ; ce
médecin distingué a publié en collaboration avec
le docteur de Chazal un intéressant mémoire rela-
tant 50 observations de bilharziose chez des individus de tout âge. La maladie existait d'ailleurs
à l'île Maurice dès le commencement du siècle :
certaines descriptions données en 1812 par
Chapotin, dans sa *Topographie médicale de l'île
de France*, s'y rapportent sûrement.

Pour en finir avec l'Afrique, ajoutons que, suivant Eyles, la maladie existerait aussi sur la côte d'Or, chez les naturels d'Axim, c'est-à-dire dans les régions occidentales où, jusqu'alors, elle n'avait pas été signalée.

Vers l'est, la bilharziose s'étend au delà de la mer Rouge. On la signale en divers points de la côte d'Arabie et à la Mecque. Elle s'avance même jusque sur la côte occidentale de l'Hindoustan : Hatch en a observé 12 cas à Bombay, et ce ne sont certainement pas les premiers cas qu'il ait observés, puisque, dit-il, « la maladie semble être plus commune que précédemment, spécialement chez les musulmans qui ont fait le pèlerinage de la Mecque ».

Berkeley Hill assure avoir constaté la bilharziose chez deux personnes n'ayant jamais quitté l'Angleterre. Nous ne citons cet auteur que pour mémoire, sans attacher d'ailleurs grande créance à son assertion. Ce n'est pas à dire d'ailleurs que le *Schistosomum* soit incapable d'envahir un jour ou l'autre le sud de l'Europe : l'existence d'une espèce voisine chez les Moutons de Sicile prouve au contraire qu'il pourrait trouver en cette île, et probablement aussi dans d'autres contrées européennes, des conditions favorables à son développement.

Le *Schistosomum hæmatobium*, que nous venons d'étudier longuement, est essentiellement un parasite de l'espèce humaine. Il est possible néanmoins qu'on doive lui identifier un parasite dont Cobbold a recueilli un seul exemplaire dans le sang échappé de la veine porte d'un Singe de l'Afrique occidentale (*Cercopithecus fuliginosus*), mort au Jardin Zoologique de Londres. Ce Ver était un mâle; son corps était tronqué à l'extrémité postérieure et Cobbold lui attribue une longueur de 20 millimètres. En raison de cette grande taille, l'helminthologiste anglais le considéra comme représentant une espèce distincte et lui donna le nom de *Bilharzia magna*. Par la suite, il abandonna cette manière de voir et admit l'identité de cet helminthe avec celui de l'Homme. Nous ne serions pas éloigné d'admettre qu'il s'agissait plutôt de l'espèce qui va nous occuper maintenant.

Schistosomum bovis (Sonsino). 1876.

Synonymie : *Bilharzia bovis* Sonsino, 1876.

B. crassa Sonsino, 1877.

Cet hématozoaire habite les veines abdominales du Bœuf et du Mouton. Il a été découvert en avril 1876 par Sonsino, à Zagazig (Égypte), dans la veine porte d'un Taureau. Il est de plus grandes dimensions que le *Schistosomum hæmatobium*, mais présente d'ailleurs le même aspect général et les mêmes caractères. On peut néanmoins distinguer aisément les deux espèces par la structure de leurs œufs : ceux du *Sch. bovis* sont longs de 160 à 180 μ, larges de 40 à 50 μ, fusiformes, très rétrécis aux deux extrémités. Celui de leurs pôles qui, dans l'oviducte, est toujours situé à l'opposé de la vulve, porte une épine piriforme (fig. 7).

Ce parasite détermine chez le Bœuf et le Mouton des lésions de la vessie, de l'intestin, du foie, etc., tout à fait comparables à celles que nous avons décrites chez l'Homme. C'est lui, selon toute vraisemblance, qui est la cause principale de l'hématurie dont les bêtes bovines sont fréquemment atteintes au Cap et sur la côte orientale d'Afrique.

Grassi et Rovelli ont constaté que ce même helminthe se trouve chez 75 pour 100 des Moutons abattus à Catane, nés et élevés dans les plaines voisines. Cette constatation est du plus haut intérêt, car elle permet d'appréhender que les troupes italiennes d'Abyssinie ne ramènent la Bilharzie humaine en Sicile, où elle trouverait sans doute des conditions favorables à son développement et d'où elle pourrait peut-être se répandre de proche en proche dans un large rayon.

La bilharziose bovine s'observe encore au Bengale. En faisant à Calcutta l'autopsie de deux Bœufs, Bomford trouva des œufs de Schistosome

dans la muqueuse rectale et dans des excroissances papillaires de la marge de l'anus. Ces
œufs ressemblaient plutôt à ceux du *Schistosomum*

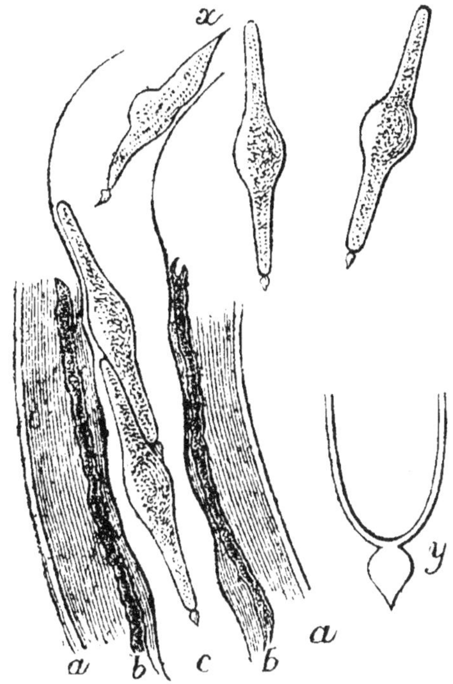

Fig. 7. — Œufs de *Schistosomum bovis*, d'après Sonsino. —
a, b, différentes couches constituant la paroi de l'oviducte: *c*, œufs engagés dans l'oviducte: *x*, œuf déformé
par la pression: *y*, extrémité épineuse d'un œuf. Grossissement : 180 diamètres pour *c* et *x*, 700 pour *y*.

hæmatobium, en sorte qu'il n'est pas possible de
dire avec précision quelle espèce les avait
produits.

Il nous reste à mentionner encore quelques Trématodes insuffisamment connus, rencontrés dans le sang des Vertébrés à sang froid ou des Invertébrés.

Distomum constrictum (LEARED), 1862.
(non MEHLIS. 1846).

De jeunes Distomes, longs de 5 millimètres et larges de 1 millimètre environ, ont été trouvés par Leared dans les cavités du cœur d'une Tortue (*Chelone midas*). Des œufs, qui provenaient sans doute de ce parasite, étaient en suspension dans le sang; ces mêmes œufs ont encore été rencontrés dans le cœur d'une autre Tortue appartenant à une espèce différente.

Hexathyridium affine (DIESING), 1851.

Schmitz a observé à Berlin, en 1826, dans les vaisseaux mésentériques du Sonneur à ventre de feu (*Bombinator igneus*), des hématozoaires dont il donne une description trop incomplète pour qu'on puisse les classer sûrement. Il semble du moins probable qu'il s'agissait de petits Trématodes : Diesing les a rangés artificiellement auprès du parasite vu par Treutler.

Distomum duplicatum (von Baer, 1827).

Ce parasite a été vu par K. von Baer chez certains Mollusques lamellibranches (*Anodonta ventricosa*); il nageait librement dans le sang de l'oreillette et du ventricule et s'observait aussi dans l'organe de Bojanus, sous la peau du dos, dans le foie, le pied, les branchies et divers autres organes.

HÉMATOZOAIRES DU GROUPE DES NÉMATODES

La présence possible de Nématodes dans le sang de l'Homme est aujourd'hui un fait indubitable : pour en citer un exemple connu de tous, il nous suffira de rappeler le nom de la *Filaria sanguinis-hominis*, dont les embryons circulent en nombre immense dans les vaisseaux des individus atteints d'hémato-chylurie et d'éléphantiasis des Arabes.

Cet helminthe est le seul Nématode dont l'existence dans le sang humain soit certaine, mais on est autorisé à penser que le sang est sinon le séjour habituel, du moins le lieu de passage et le moyen de transport d'un certain nombre de Vers qui se trouvent disséminés en divers organes, plus ou moins loin des voies respiratoires et digestives, qui sont la voie d'infestation la plus habituelle. L'opinion que nous émettons ici est notamment applicable aux embryons de la Trichine, aux larves de *Filaria lymphatica* (Treutler), de *Filaria loa* Guyot, de *F. labialis* Pane, de *F. oculi-*

humani von Nordmann, de *F. inermis* Grassi, de *F. romanorum orientalis* Sarcani et de *Rhabditis Niellyi* (R. Blanchard).

Des faits nombreux, empruntés à la pathologie et à l'helminthologie comparées, viennent corroborer notre manière de voir : en effet, les cas sont loin d'être rares, et nous aurons par la suite à en citer quelques-uns, où l'on trouve tout à la fois dans le sang et dans les organes une seule et même espèce d'helminthes. En ce qui concerne la *Filaria oculi-humani*, la certitude est même à peu près absolue, si l'on considère que la *F. papillosa*, qui se voit dans l'œil du Cheval dans les mêmes conditions, a été rencontrée en bien d'autres points du corps par divers observateurs, et particulièrement dans le sang par Cobbold.

Dans l'état actuel de nos connaissances, le Chien est le Mammifère dont le sang renferme le plus souvent des Nématodes ; on en connaît au moins quatre espèces, mais ne se rencontrant pas toutes avec une égale fréquence. Sans attacher plus d'importance qu'il ne convient à une observation de Jones (de Philadelphie), qui aurait recueilli un Strongle géant (*Eustrongylus gigas* Diesing) dans le cœur d'un Chien, en même temps que cinq Filaires (*Filaria immitis* Leidy), nous croyons devoir dire quelques mots de certains autres hématozoaires plus communs et aussi plus importants.

Les Nématodes dont il va être question appartiennent soit à la famille des STRONGYLIDES (*Strongylus*[1], *Sclerostomum*, *Pseudalius*[2]), soit à celle des FILARIDES (*Filaria*, *Spiroptera*). Nous les étudierons dans ce même ordre, sous la réserve expresse que la place de certains d'entre eux dans la classification n'est pas encore définitivement fixée.

Strongylus vasorum (BAILLET), 1866.

Cet helminthe a été découvert en 1855 par Serres, professeur à l'École vétérinaire de Toulouse, dans le cœur droit et jusque dans les plus fines branches de l'artère pulmonaire d'un Chien; il s'y trouvait en quantité innombrable; l'orifice de l'artère pulmonaire était presque entièrement bouché par de petits pelotons vermineux. La

---

1. En 1864 et 1865, Leisering (de Dresde) observa deux fois dans les veines du Chien des Nématodes vivipares, longs de 1^{mm}20 à 2 millimètres. Dans le premier cas, il en trouva de 30 à 35 exemplaires dans une sorte de nodule que présentait le poumon; dans le second cas, il les rencontra dans la veine dorsale de la verge, dans les tissus des corps caverneux; chaque goutte de sang en renfermait de 4 à 6.

Ces Vers reçurent de Gurlt le nom d'*Haematozoon subulatum*, puis de Cobbold celui de *Strongylus subulatus*, 1879. Or, Schneider admet que ce sont là des pseudo-parasites, qui auraient pénétré dans le sang après la mort et qui s'y seraient multipliés activement. Leuckart est aussi de cet avis et les considère comme des Anguillulides du genre *Diplogaster*.

mort subite, à laquelle avait succombé l'animal.
trouvait son explication dans ce nombre prodi-
gieux d'entozoaires. Le parasite fut décrit par Baillet, auquel Serres en remit, à quatre reprises.
quelques exemplaires. Baillet le rapporta d'abord

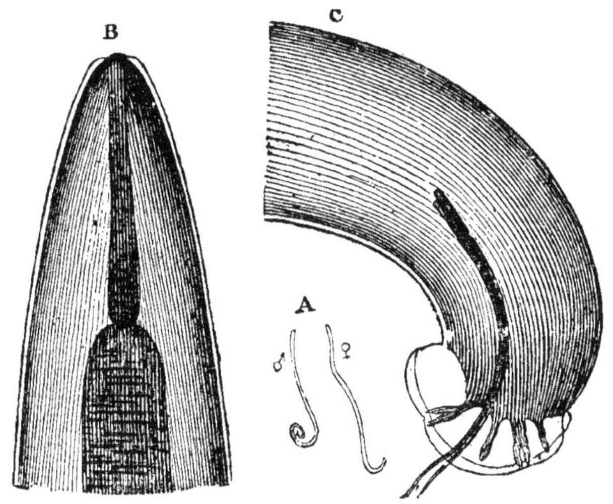

Fig. 8. — *Strongylus vasorum*, d'après Railliet. — A. de
grandeur naturelle; B, C. extrémités céphalique et
caudale du mâle, grossies 100 fois.

à l'*Uncinaria trigonocephala* (Rudolphi). mais
reconnut par la suite qu'il appartenait réellement
à une nouvelle espèce.

Cet helminthe est filiforme (fig. 8), un peu
atténué aux extrémités, généralement d'un rouge
plus ou moins foncé; quand cette teinte est le
plus pâle, on voit par transparence dans le corps

une ligne sinueuse rouge, formée par l'intestin autour duquel s'enroulent les tubes génitaux. Pendant la vie, l'extrémité antérieure est nue, mais après la mort, elle offre souvent des expansions cuticulaires qui simulent soit des lèvres, soit des ailes latérales.

Le mâle est long de 14 à 18 millimètres; il présente à son extrémité postérieure une bourse copulatrice bilobée, dont chaque lobe latéral est soutenu par quatre côtes : les côtes antérieure et moyenne sont dédoublées, la postérieure paraît manquer. La femelle est longue de 18 à 21 millimètres; sa vulve s'ouvre en avant de l'anus. Elle est ovipare et pond des œufs ellipsoïdes, mesurant 70 à 80 µ sur 40 à 50 µ.

Ces œufs ne sont pas encore segmentés au moment de la ponte. Ils sont entraînés par le torrent circulatoire jusque dans les plus fines artérioles du poumon : trop gros pour les franchir, ils s'y arrêtent et s'y développent, ainsi que Laulanié l'a démontré. Leur présence provoque certaines lésions que nous étudierons plus bas et au niveau desquelles se fait une active élimination des parasites. On trouve donc finalement dans le mucus bronchique soit des œufs plus ou moins avancés dans leur évolution, soit des embryons nouvellement éclos.

Ceux-ci ont une longueur de 500 à 560 µ, pour une largeur maximum de 15 µ : ils sont très légèrement atténués en avant. mais graduellement amincis en arrière. L'extrémité antérieure est obtuse, un peu tronquée ; la postérieure est terminée par un petit appendice ondulé, comme celui des *Strongylus rufescens* et *pusillus*. L'œsophage occupe plus du tiers de la longueur du corps ; il est très dilatable à son extrémité antérieure, où l'on remarque souvent, pendant la vie. des sortes de vacuoles.

Railliet et Cadiot ont étudié la résistance vitale de ces embryons. Conservés dans l'eau. au milieu du mucus qui les englobe, ils gardent toute leur vitalité pendant plusieurs jours, mais sans se modifier d'une façon notable. Au bout de cinq jours. la plupart sont encore très actifs : au onzième jour, la plupart sont morts : au seizième jour, c'est à peine si quelques-uns manifestent encore une certaine activité. Ce laps de temps est du moins suffisant pour permettre aux Chiens indemnes de s'infester. en buvant dans les mares et les flaques d'eau où des animaux malades ont pu rejeter, en s'y abreuvant eux-mêmes, leurs mucosités bronchiques.

C'est du moins de cette manière qu'il faut concevoir la propagation du parasite. car les embryons de celui-ci n'offrent pas la moindre résistance à la dessiccation : au bout de cinq, et même au bout d'une minute, il est mort et ne manifeste plus aucun signe de vitalité, quand on l'humecte.

Après une dessiccation de trente secondes, les tissus sous-cuticulaires sont déjà déformés : l'embryon ne reprend d'abord qu'une très faible activité, et n'offre de mouvements serpentiformes qu'au bout d'un quart d'heure ; il cesse définitivement de s'agiter une heure plus tard. Enfin, il reprend immédiatement toute son activité et ne paraît pas altéré après une dessiccation de quinze secondes. Ces expériences montrent donc que les chances de contagion dans un milieu sec sont pour ainsi dire nulles.

Laulanié admet que la transmission du parasite se fait par le rejet des mucosités bronchiques qui le renferment à l'état d'embryon. Ce dernier se développerait directement dans le tube digestif d'un Chien qui l'aurait dégluti par accident : il subirait en cet organe ou dans le système veineux les modifications qui l'amènent à l'état adulte dans le cœur droit. Cette opinion repose sur une expérience dans laquelle Laulanié fit manger à un grand nombre de Chiens des fragments de poumons atteints de granulie parasitaire : l'autopsie fut faite un mois après l'infestation, et le poumon de quelques-uns des animaux sacrifiés présenta toutes les altérations caractéristiques de la strongylose. Ainsi s'expliquerait comment cette affection peut revêtir la forme enzootique et atteindre plusieurs Chiens dans une seule meute.

Toutefois, en tenant compte de ce que la strongylose est très répandue à Toulouse, où expérimentait Laulanié, on peut se demander si ses sujets d'expérience n'étaient pas préalablement infestés et si la transmission du parasite se fait réellement comme il vient d'être dit. A Alfort, où la maladie est inconnue, les conditions seraient plus rigoureuses. Dans cette pensée, Railliet et Cadiot ont repris sur deux Chiens l'expérience de Laulanié, en s'entourant de toutes les précautions désirables. L'un des animaux fut sacrifié au bout de cinquante jours, l'autre au bout de cent jours : aucun d'eux n'avait le moindre parasite pulmonaire.

Ces expériences sont trop peu nombreuses pour qu'on en puisse tirer une conclusion certaine : du moins, elles ne plaident pas en faveur de l'opinion de Laulanié. Il faut donc espérer que de nouvelles recherches viendront bientôt nous renseigner sur les conditions du développement du *Strongylus vasorum*.

On connaît mieux les lésions qu'il détermine, et cette notion est due aux belles recherches de Laulanié.

Le parasite siège dans le cœur ou dans l'artère pulmonaire et ses divisions. Dans le premier de ces organes, il se tient sous la valvule tricuspide ou dans les sillons séparant les colonnes charnues. Il se trouve plus ordinairement dans les grandes divisions de l'artère pulmonaire, particulièrement à la racine des branches collatérales. Sa présence détermine une endartérite, dont les produits affectent une forme très irrégulière, celle de bourgeons, de lames ou cordons résistants et anastomosés ; la paroi interne étalée de l'artère offre alors un aspect réticulaire comparable à celui qui caractérise la surface des oreillettes. sauf, bien entendu, le volume des travées, qui est peu considérable.

Ces lésions ne sont pas constantes, mais, à la limite du territoire pulmonaire affecté par la granulose et du territoire sain. les petites branches artérielles présentent toujours une thrombose plus ou moins étendue. La lumière du vaisseau est remplie par un caillot dur et jaunâtre : celui-ci est libre par son extrémité centrale et plonge par l'extrémité périphérique dans un foyer d'endartérite. au delà duquel le vaisseau paraît singulièrement rétréci. sinon oblitéré.

La base des lobes pulmonaires est occupée par une zone bien circonscrite, au niveau de laquelle le parenchyme est grisâtre, compact, incomplètement rétracté, plus lourd que l'eau et criblé de très petites granulations grises et demi-transparentes. Par l'accumulation de ces dernières. le poumon prend l'aspect perlé ou chagriné, aussi bien sur ses surfaces libres que sur des sections : toutefois les granulations, dont la taille atteint rarement la grosseur d'une tête d'épingle, sont d'autant plus nombreuses et serrées qu'elles sont plus rapprochées de la surface du poumon, à tel point qu'on les voit parfois former sous la plèvre une nappe jaunâtre. Les granulations sont très rares en dehors de la zone malade : on n'en trouve pour ainsi dire point au sommet du poumon.

Une simple dissociation du tissu frais permet déjà de constater que les granulations renferment un grand nombre d'œufs à des phases diverses de leur évolution, ainsi que des embryons libres et vivants : des embryons semblables s'observent alors aussi dans les bronches, englués dans du mucus.

L'étude histologique des tissus malades démontre que les granulations sont consécutives à des vascularites noduleuses répondant aux deux variétés distinguées par Kiener dans la tuberculose, savoir : les tubercules à type endogène et les tubercules à type exogène. Ces deux variétés coexistent rarement.

Les pseudo-follicules du type endogène prennent naissance dans de petites artérioles dont l'endothélium prolifère (fig. 9). On y distingue : une zone centrale, constituée par une cellule géante au sein de laquelle se trouve un œuf ou un embryon ; une zone moyenne, constituée par des cellules d'aspect épithélial ; une zone périphérique, formée d'éléments embryonnaires disposés en anneau. Par leur confluence, ces pseudo-

follicules peuvent produire des nodules larges
de 0mm,25 à 1 millimètre.

Les pseudo-follicules du type exogène prennent
naissance dans la tunique externe des artérioles
et dans le tissu voisin (fig. 10). Ils ont essentiellement la même structure que les précédents, si
ce n'est que la cellule géante centrale y est en

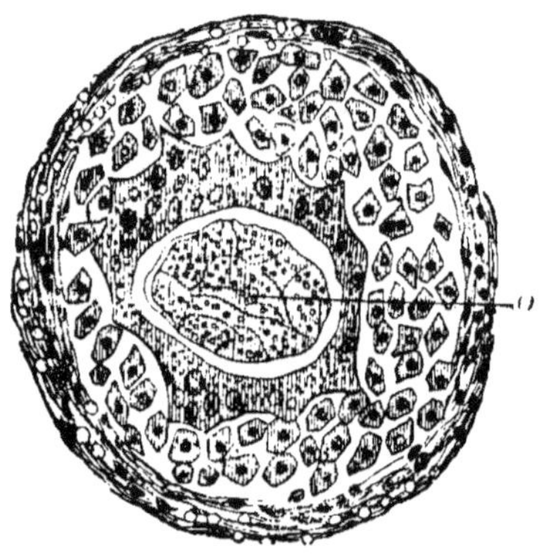

Fig. 9. — Pseudo-follicule de strongylose pulmonaire
du Chien, montrant la cellule géante dans une cavité
de laquelle est logé l'œuf du parasite. *o.* — D'après
Laulanié.

général plus petite ; en outre, des cellules embryonnaires sont mélangées aux cellules épithélioïdes et la zone périphérique, moins nettement
circonscrite en dehors, empiète sur la paroi des
alvéoles et pousse des bourgeons qui font saillie
à l'intérieur de ceux-ci. Les granulations formées
par ces pseudo-follicules sont ordinairement plus
petites et plus discrètes.

Dans certains cas, la strongylose pulmonaire

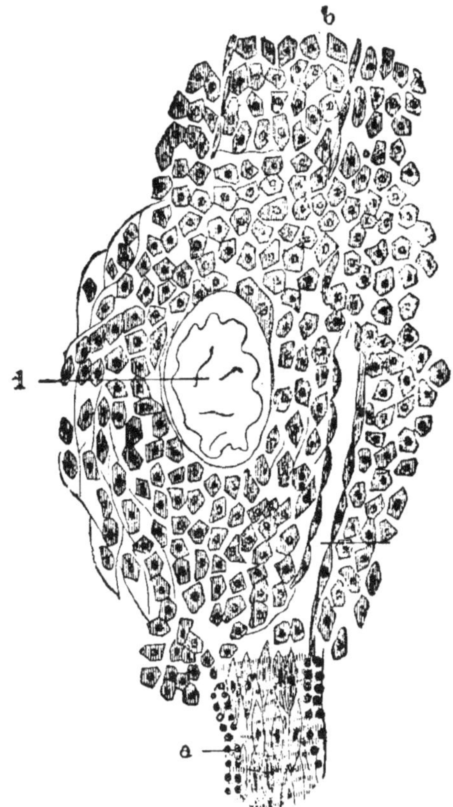

Fig. 10.— Pseudo-follicule en voie de formation sur le trajet d'une artériole *a*, à deux couches de fibres musculaires, dont la direction reste indiquée en *b* par un cordon de cellules épithélioïdes; *c*, fissure et revêtement endothélial assurant la continuité de la circulation; *d*, œuf. — D'après Laulanié.

n'est pas de nature tuberculeuse: elle consiste alors en une pneumonie catarrhale, qui semble résulter des altérations des gros vaisseaux où s'est faite l'évolution des œufs.

Quelque forme qu'elle revête, la maladie s'accompagne toujours de pneumonie épithéliale, de péribronchites et souvent aussi de thrombose et d'emphysème.

Les symptômes de cette maladie sont encore peu connus. Elle débute parfois soudainement, par une dyspnée intense qui, suivant les cas, disparaît au bout de quelques jours ou amène la mort par asphyxie. Plus souvent, la dyspnée ne s'établit qu'à la suite d'une gêne respiratoire qui peut durer des années (environ deux ans, dans le cas de Railliet et Cadiot). La percussion et l'auscultation du thorax ne révèlent aucun signe notable, sauf un peu de matité à la base. Le cœur bat d'une façon tumultueuse; une ascite prononcée se déclare, mais peut disparaître par un repos prolongé.

L'animal devient maigre et anémique; il est pris habituellement d'une faible toux quinteuse et sèche. Il traîne ainsi plus ou moins longtemps et va en s'affaiblissant, jusqu'à ce qu'on se décide à l'abattre. Tel est le sort habituel des Chiens atteints de cette affection, mais celle-ci peut causer une mort plus rapide, comme le prouvent les cas de Serres et de Railliet et Cadiot.

Le diagnostic de la maladie est facile : il suffit de rechercher les œufs et les embryons du

Strongle dans les mucosités bronchiques ou laryngiennes, rejetées par la toux. Le corps du délit une fois reconnu, le traitement n'en sera pas moins impuissant, car il semble difficile, pour ne pas dire impossible, d'atteindre le parasite dans les vaisseaux pulmonaires ou ses œufs et ses embryons dans le parenchyme pulmonaire. Lafosse aurait pourtant obtenu de bons résultats, en administrant l'essence de térébenthine à la dose de 2 à 4 grammes, en quatre pilules par jour. Labat, cité par Neumann, aurait également obtenu deux guérisons par ce même procédé.

Jusqu'à présent, le parasite n'a été vu d'une façon certaine qu'à Toulouse ; le cas de Railliet et Cadiot, bien qu'observé à Alfort sur un Chien vivant à Paris depuis deux ans et demi, était aussi d'origine toulousaine.

Bossi a observé en Italie deux cas de « cardite verminosa », dus à des Vers qu'il range parmi les Filaires : le mâle n'avait qu'un spicule ; la femelle, longue de 50 à 55 millimètres, avait la vulve au voisinage de l'anus. A part ce dernier caractère, les helminthes en question différaient assez du *Strongylus vasorum* pour que leur véritable nature reste à déterminer.

Sclerostomum equinum (O. F. MULLER), 1780.

Ce Ver est très commun chez le Cheval, où Ruysch l'a découvert en 1665; on l'observe aussi chez les autres Équidés. Il habite le cæcum, plus rarement le côlon: la larve se trouve dans les vaisseaux sanguins.

Le corps du Ver adulte est droit, raide, arrondi en avant. La bouche est circulaire, rendue béante par plusieurs anneaux chitineux concentriques: les plus internes sont ornés de denticulations, l'externe porte six papilles, deux latérales plus petites et quatre submédianes plus proéminentes. Cette capsule buccale est renforcée à la face dorsale par une côte longitudinale; elle est armée vers le fond de deux plaques tranchantes arrondies.

Chaque sexe renferme des individus de deux tailles différentes, qui ne se distinguent les uns des autres que par ce seul caractère. Le mâle est long de 18 à 20 millimètres ou de 26 à 55 millimètres; sa bourse copulatrice est presque trilobée, les côtes postérieures sont tridigitées, les moyennes dédoublées, les antérieures fendues. La femelle est longue de 20 à 26 millimètres ou de 55 à 55 millimètres; la queue est obtuse, la vulve s'ouvre en arrière du milieu du corps.

L'œuf est ovoïde et mesure 92 µ sur 54 µ. Il est expulsé avec les excréments, éclôt au bout de quelques jours dans l'eau ou dans un milieu humide et livre passage à un embryon ayant l'aspect d'un *Rhabditis*. Cet embryon rhabditoïde s'accroit, s'il se trouve en un milieu favorable, puis mue et reste encapsulé dans la peau qui vient de se séparer de lui; sa vitalité se ralentit et, d'après les observations de Baillet, il est capable de rester en cet état pendant plusieurs mois. Amené dans le tube digestif du Cheval avec l'eau de boisson, l'embryon se débarrasse de son enveloppe, traverse la paroi intestinale et tombe dans les artères de la région abdominale, où il séjourne un temps plus ou moins long. Il y subit une mue, et s'y transforme en une larve de teinte rosée, longue de 10 à 30 millimètres, dont la bouche a déjà la même structure que chez l'adulte et dont les caractères sexuels sont déjà bien accusés, malgré que les organes demeurent rudimentaires.

Leuckart est d'avis que le Sclérostome doit passer par un hôte intermédiaire avant de pénétrer chez le Cheval, mais les observations de Baillet plaident nettement en faveur de l'évolution directe. Quoi qu'il en soit, Railliet considère le séjour ou du moins le passage du Ver dans les vaisseaux sanguins comme un phénomène normal. Au bout d'un certain temps, il suit le cours du sang, arrive au cæcum, plus rarement à l'intestin grêle, s'arrête sous la muqueuse et s'y enkyste. Le kyste augmente de taille à mesure que grandit le parasite qui y est inclus : il finit par se percer en son milieu et par livrer passage à un Ver qui tombe dans l'intestin, s'accroche à la muqueuse, acquiert des organes sexuels et s'accouple.

Nous n'avons pas à étudier davantage les lésions que cet helminthe provoque dans l'intestin, mais celles qu'il produit dans les artères méritent une brève description.

Les Sclérostomes agames s'observent le plus ordinairement dans la grande artère mésentérique, mais on les voit encore dans les artères hépatique, rénales, testiculaires, ainsi que dans les branches de la mésentérique qui se rendent au côlon et au cæcum ; par exception, on les a rencontrés dans l'artère occipitale. Enfin, Valentin rapporte qu'on en vit un exemplaire dans la veine porte à l'École vétérinaire de Berne.

On conçoit que ces Vers puissent être entraînés en des organes divers par le torrent circulatoire. S'ils s'arrêtent dans le foie, ils peuvent amener dans cet organe de profondes altérations. Mégnin a vu le lobe moyen du foie d'un Cheval transformé en une véritable tumeur fibro-plastique, dans laquelle le tissu propre du foie avait complètement disparu. Ce lobe était parsemé dans toute son étendue de petits kystes sanguins con-

tenant chacun un helminthe replié sur lui-même.
Les vaisseaux qui parcouraient la tumeur contenaient des helminthes semblables, à divers degrés
de développement. Nous avons vu dans la collec-
tion zoologique de l'École d'Alfort une pièce très
analogue : le tissu hépatique est sclérosé et entièrement pénétré par les Sclérostomes.

Railliet a trouvé, dans le mésentère d'un Cheval, des kystes renfermant des Sclérostomes
agames; Kitt a rencontré des Vers adultes dans
le péritoine. Semblable observation est due à
Meyrick, qui trouva en outre le parasite dans les
muscles abdominaux et sur le foie.

D'autres observateurs, parmi lesquels nous cite-
rons J. Harvey, Litt, J. Miller, Liénaux et Railliet,
ont fait connaître des cas analogues, qui mettent
hors de doute la présence possible de Sclérostomes erratiques dans les muscles et le tissu conjonctif ou sous les séreuses de diverses régions.
Dans tous ces cas, il s'agit d'helminthes agames,
mais dont la taille peut pourtant dépasser parfois
celle des adultes.

Les Sclérostomes qui siègent dans les artères
sont loin d'être inoffensifs : ils déterminent des
anévrysmes vermineux, au niveau desquels se
développe un caillot adhérent à la paroi du vaisseau et offrant à sa surface des dépressions qui
donnent abri aux helminthes : ceux-ci sont ordinairement peu nombreux, ils sont colorés en rose

ou en rouge par le sang qu'ils ont avalé et mesurent en moyenne de 1 à 5 centimètres de longueur.

Les anévrysmes vermineux sont très fréquents; il est rare de ne point les rencontrer chez les vieux Chevaux. Ils ne se rompent qu'exceptionnellement, leur paroi acquérant une épaisseur considérable et subissant même la dégénérescence calcaire. En revanche, le caillot formé à leur intérieur est souvent le point de départ d'embolies ayant pour conséquence de graves accidents que Bollinger a étudiés avec soin sous le nom de « colique des Chevaux ».

Ces anévrysmes s'observent non seulement chez le Cheval, mais aussi chez l'Ane, le Mulet et l'Hémione. Ils siègent de préférence sur les branches viscérales de l'aorte postérieure, plus rarement sur cette dernière. Sur 65 Chevaux, Hering a noté 108 anévrysmes se répartissant ainsi :

Artère colique	59
— cæcale	18
Artères de l'intestin grêle	16
Artère grande mésentérique	7
— hépatique	5
— petite mésentérique	2
Tronc cœliaque	2
Artère rénale	1

D'autre part, Bollinger a observé 60 anévrysmes

sur 55 Chevaux : en ajoutant sa statistique à celle de Hering, il établit que 100 Chevaux présentent 168 anévrysmes distribués comme suit :

```
Artère grande mésentérique et ses
    branches . . . . . . . . . . . .   155
Trone cœliaque. . . . . . . . . . .      4
Artère petite mésentérique. . . . .      5
    —      hépatique . . . . . . . . .   5
    —      rénale . . . . . . . . . .    5
Aorte postérieure. . . . . . . . .       2
```

Le caillot produit dans les anévrysmes, battu sans cesse par le cours du sang, livre parfois à celui-ci des fragments qui vont oblitérer les artérioles intestinales. Dans tout le territoire où celles-ci se distribuent, il se produit donc une anémie ou une ischémie subite, qui a pour résultat immédiat d'arrêter les sécrétions et les mouvements péristaltiques. Bientôt, par suite de l'augmentation de pression dans le département vasculaire voisin, une circulation collatérale s'établit, qui dépasse même le but et produit une congestion de la muqueuse, des infarctus hémorragiques, une exsudation séreuse. Ces phénomènes s'accompagnent de coliques violentes, qui peuvent causer la mort, mais qui cessent assez souvent d'une façon subite, quand les troubles circulatoires viennent à disparaître.

Ceux-ci causent une paralysie locale de l'intestin, et par conséquent la stagnation et la fermentation des matières qui y sont contenues : il se développe des gaz en telle abondance, que la rupture de l'intestin, de l'estomac ou du diaphragme peut en résulter. D'autre part, les coliques déterminent dans les anses intestinales saines d'énergiques contractions qui peuvent avoir pour résultat du volvulus ou des invaginations.

Mais les accidents sont rarement aussi graves. D'ordinaire, le caillot diminue le calibre de l'artère, laisse passer moins de sang et provoque ainsi certains troubles digestifs chroniques, dont la cause reste d'ailleurs peu facile à déterminer. Le plus souvent aussi, en raison des anastomoses par inosculation qui réunissent entre elles les artères de l'intestin grêle, l'oblitération de l'une d'elles n'occasionne que des accidents passagers, non mortels.

Les anévrysmes, avons-nous dit, se rompent assez rarement; la rupture est plus fréquente sur ceux de l'aorte que sur ceux de l'artère grande mésentérique. Le sang se déverse habituellement dans le péritoine, parfois aussi dans l'intestin : dans l'un et l'autre cas, la mort s'ensuivit avec une grande rapidité.

En général, les symptômes de la maladie sont très incertains: le diagnostic ne présente quelque certitude que quand viennent à se produire les accidents énumérés ci-dessus. Quant au traitement, il ne peut être que symptomatique, car il semble bien difficile de faire agir quelque médicament sur les Sclérostomes contenus dans les anévrysmes.

Un mot encore sur la prophylaxie. Deux procédés permettraient de mettre le Cheval à l'abri de cette maladie : d'abord la destruction du crottin par le feu ou les acides, ensuite la filtration rigoureuse des eaux données en boisson. Mais il est vraisemblable que ces méthodes si simples n'entreront pas de sitôt dans la pratique.

Pseudalius inflexus (Rudolphi partim) Raspail, 1829.

Les Cétacés semblent être fréquemment atteints d'hématozoaires, ou plutôt de Vers qui vivent indifféremment dans le sang veineux et dans la cavité ou le parenchyme de divers organes : il est à remarquer que ces helminthes ne s'observent jamais dans le système vasculaire à sang rouge. Bien que quelques-uns de ces parasites aient été étudiés avec soin par plusieurs naturalistes, on comprendra que nous nous bornions à une brève énumération.

Pseudalius inflexus est parasite du Marsouin (*Delphinus phocæna*); le mâle est long de 105 à 185 millimètres, la femelle mesure de 158 à

257 millimètres, pour une épaisseur de 1 à 2 millimètres. Ce Ver habite l'oreillette et le ventricule droits, l'artère pulmonaire et la veine azygos; on le trouve encore enkysté à la surface des bronches et du poumon, ou libre dans les cavités bronchiques et pulmonaires.

Pseudalius minor (KUHN). 1829.

C'est un Ver filiforme, long de 15 à 25 millimètres, qui vit également chez le Marsouin, dans la veine cave postérieure, le cœur droit, l'artère pulmonaire et ses branches, les veines jugulaires, les sinus crâniens et en général dans les veines de toute la partie antérieure du corps: il se trouve aussi dans les poumons et dans les bronches.

Pseudalius convolutus (KUHN), 1829.

Le mâle mesure 21 à 26 millimètres de longueur, la femelle 40 à 45 millimètres. Ce parasite se rencontre exactement dans les mêmes conditions que le *Pseudalius inflexus*.

Pseudalius alatus (R. Leuckart), 1848.

Ver de 11 à 14 millimètres, habitant la cavité crânienne (probablement dans les sinus veineux) du Narval (*Monodon monoceros*).

Filaria immitis (Leidy). 1856.

Cette Filaire habite le cœur droit et les artères pulmonaires du Chien. Elle a été découverte en 1679 par Panthot, docteur en médecine et professeur au collège de Lyon; elle a été revue en 1778 par de la Peyronnie, puis par Peyson et d'autres observateurs.

Mâle. — Il est long de 150 à 200 millimètres. large de 0^mm75 à 1 millimètre. Le corps est blanc, mais présente une teinte jaune dans les cas où l'hôte du parasite est atteint d'ictère. Il est obtus à chaque extrémité; la postérieure constitue une queue effilée, enroulée en une spirale serrée, pourvue de deux ailes latérales. La bouche est entourée de six petites papilles peu distinctes. L'unique tube testiculaire naît au voisinage de l'œsophage et descend jusqu'au cloaque. Deux spicules de longueur inégale, entourés d'une gaine.

De chaque côté du cloaque. on distingue sur la queue deux rangées de papilles, dont la description varie suivant les auteurs. De Magalhães reconnaît dans chaque rangée quatre grosses papilles préanales et quatre postanales plus petites. Manson publie une figure qui rend bien cet aspect, mais sa description est toute différente : « Il y a une double rangée de petites papilles pédonculées, six de chaque côté de l'anus; et plus en arrière, trois délicates dentelures, puis à l'extrémité même de la queue deux très petits tubercules. » Cela fait donc un total de 11 papilles, de taille inégale. Railliet et Neumann décrivent précisément 11 papilles, dont 5 préanales : les papilles 1, 4, 5, 8, 10 et 11 sont marginales, les autres sont plus ou moins rapprochées de la ligne médiane: les papilles 1 à 7 sont très petites; en outre, on observerait d'un seul côté une papille marginale impaire préanale.

Femelle. — Elle est longue de 250 à 550 millimètres, large de 1 millimètre à $1^{mm}25$; sa queue est courte et obtuse. Elle possède deux utérus très contournés: le vagin est unique et s'ouvre dans la partie antérieure du corps, non loin du début de l'intestin. Les utérus sont remplis d'œufs ovales, à coque mince, en cours d'évolution. L'embryon éclôt déjà dans l'utérus, sort par la vulve et se répand dans le sang; ce liquide ne contient jamais d'œufs: la Filaire est donc toujours vivipare. Les femelles sont plus nombreuses que les mâles, dans la proportion de 2 à 5 contre 1.

EMBRYON. — Les embryons contenus dans le sang atteignent une longueur de 250 μ. mais n'ont pas plus de 5 μ de largeur. Leur tête est épaissie, leur queue plus effilée; ils se meuvent comme des Serpents au milieu des globules et leur étroitesse, qui est supérieure à celle des hématies, leur permet de passer par les capillaires et de se répandre dans tout l'appareil circulatoire.

En outre des Vers adultes, mâles et femelles, le cœur renferme encore des individus jeunes, plus ou moins rapprochés de leur maturité sexuelle. Les plus petits ont au moins 100 millimètres de longueur et $0^{mm}5$ de largeur.

PÉRIODICITÉ. — Quand le cœur ou les gros vaisseaux renferment des individus des deux sexes, les embryons circulent en permanence dans les vaisseaux périphériques: toutefois, ils y sont bien plus nombreux pendant la nuit ou le sommeil que pendant le jour ou l'état de veille. Ce fait, démontré par Manson, a été vérifié par Sonsino: sur des Chiens tués par la strychnine ou par l'acide cyanhydrique, Manson a reconnu en outre que les embryons s'accumulent pendant le jour dans les gros vaisseaux du tronc.

MIGRATIONS. — Les embryons ont une tendance manifeste à sortir du sang où ils vivent. Ils s'échappent principalement par les reins et tombent dans l'urine, mais on les voit sortir aussi par d'autres voies : ils peuvent passer dans les liquides qui s'épanchent si fréquemment, au cours de cette maladie, dans les séreuses ou dans le parenchyme des viscères; on les trouve aussi parfois dans les excréments, dans les crachats, dans les exsudats eczémateux ou otorrhéiques. Galeb et Pourquier, puis Janson ont même reconnu leur présence dans le sang du fœtus.

La Puce du Chien (*Pulex serraticeps*) héberge fréquemment des larves de Nématode; Sonsino les a considérées comme l'état jeune de la *Filaria immitis*, mais Grassi a reconnu qu'elles appartiennent à une tout autre espèce, dont il sera question plus loin sous le nom de *Filaria recondita*. La *Filaria immitis* ne se développe pas davantage chez les Poux du Chien (*Hæmatopinus piliferus, Trichodectes latus*).

Ce parasite s'observe principalement chez les Chiens de chasse ou vivant à la campagne, dans des pays riches en eaux courantes ou stagnantes. On peut donc admettre *a priori* qu'elle est en rapport avec les Crustacés ou les Mollusques et c'est sur ces animaux, semble-t-il, qu'on devra expérimenter pour découvrir ses migrations.

Habitat. — Ce Ver est ordinairement parasite du Chien, mais on le connaît aussi chez d'autres espèces. Sauzade, de Générac (Gard), l'a trouvé dans le ventricule droit et l'artère pulmonaire d'un Renard tué à la chasse. Janson l'a vu causer la mort d'un Loup japonais, nourri au Jardin zoologique de Tokio ; les parasites remplissaient par paquets le ventricule droit, l'oreillette droite, l'artère pulmonaire et surtout la veine cave postérieure : le sang ne passait plus de celle-ci dans le cœur, ce qui avait déterminé une hydropisie généralisée (anasarque et ascite). C'est sans doute ce même parasite que Horst a trouvé dans le ventricule droit et l'artère pulmonaire d'une Once (*Felis onca*). Bowlby prétend l'avoir rencontré chez l'Homme, mais cette assertion ne saurait être admise sans réserve.

Le siège habituel de cet helminthe est le cœur droit. On peut n'en rencontrer qu'un seul ou un petit nombre, mais il n'est point rare de trouver de véritables paquets de Vers, enchevêtrés les uns dans les autres et remplissant tout le cœur : ils s'étendent de l'oreillette dans le ventricule et s'opposent ainsi au jeu normal de la valvule tricuspide. Dans un cas signalé par Mégnin, le cœur renfermait au moins une centaine de Vers intriqués ainsi les uns dans les autres ; nous avons vu l'intéressante préparation anatomique relative à cette observation. Il arrive aussi que les Vers s'enroulent autour des cordages tendineux de la valvule.

On trouve souvent aussi des paquets de Vers dans l'artère pulmonaire et dans les veines caves, plus rarement dans l'antérieure que dans la postérieure. Dans 82 cas observés à Tokio par Tokishige, les parasites se répartissaient ainsi :

```
Dans le cœur droit. . . . . . . . .   59 fois
Dans l'artère pulmonaire . . . . . .  25  —
Dans la veine cave postérieure . . .   6  —
Dans la veine cave antérieure. . . .   1  —
Dans le cœur gauche. . . . . . . .     1  —
Dans l'aorte postérieure. . . . . . .  1  —
Dans l'artère crurale. . . . . . . .   1  —
Dans la plèvre. . . . . . . . . . .    1  —
Dans les bronches. . . . . . . . . .   1  —
Ayant perforé la paroi inter-auricu-
    laire. . . . . . . . . . . . . .   1  —
```

On vient de voir que la Filaire peut se rencontrer aussi parfois dans le cœur gauche : Zeviani et de Silvestri l'y avaient déjà signalée. De même, elle peut remonter jusque dans des branches vasculaires assez fines, aussi bien de la grande que de la petite circulation.

Ercolani a trouvé encore des Vers adultes dans le tissu conjonctif sous-cutané de diverses régions du corps ; Grassi a constaté que ces Filaires sont constamment plus petites que celles contenues dans le cœur, bien qu'elles puissent être remplies d'embryons. Lanzilloti-Buonsanti les a trouvées en outre enkystées dans le tissu conjonctif intermusculaire.

Quant aux très jeunes individus, qui viennent de quitter l'état larvaire et qui ne sont pas encore arrivés à leur maturité sexuelle, on ignore où ils se logent. Janson suppose qu'ils habitent le système lymphatique.

SYMPTOMATOLOGIE, ANATOMIE PATHOLOGIQUE. Parmi les Chiens porteurs de la *Filaria immitis*, les trois quarts au moins ne souffrent pas de ce parasite. Les accidents qu'il détermine sont purement mécaniques.

Tant que les Vers se tiennent soit dans l'oreillette, soit dans le ventricule, il peut ne se manifester aucun inconvénient. Mais s'ils passent d'une cavité dans l'autre, ils empêchent la fermeture de la valvule tricuspide, d'où insuffisance ; ou bien ils empêchent le sang de passer en quantité suffisante de l'oreillette dans le ventricule, d'où sténose. Ces mêmes accidents se produisent quand des Vers s'enroulent autour des cordages tendineux.

Quand un paquet de Vers se laisse entraîner par le torrent circulatoire et pénètre dans l'artère pulmonaire, la circulation peut être interrompue en ce vaisseau et l'animal meurt par apoplexie. Si la circulation est encore possible, les poumons s'anémient et le sang séjourne dans les veines caves.

La stase du sang dans les veines et les phénomènes qui en découlent, se produisent encore quand les Vers refluent de l'oreillette dans les veines caves. Les parasites peuvent même entreprendre des incursions plus lointaines, causant ainsi une thrombose étendue, dont les conséquences habituelles sont la production d'abcès et la nécrose : s'arrêtent-ils dans la veine hépatique, ils déterminent la stase sanguine dans le territoire de la veine porte et même l'ascite; séjournent-ils dans les veines iliaque. axillaire, jugulaire. ils causent de l'œdème et des abcès dans les territoires correspondants.

Le cœur fonctionne d'abord normalement; mais. pour vaincre la résistance opposée par les Vers au cours du sang. il lui faut bientôt accomplir un excès de travail : le choc cardiaque peut devenir assez fort pour être vu et entendu. Plus tard. le cœur faiblit et ses contractions deviennent irrégulières.

La fièvre n'apparaît pas; mais dans la plupart des cas anciens. l'animal est atteint d'un catarrhe gastro-intestinal et d'une anémie profonde, en même temps que d'un amaigrissement progressif : son pelage devient terne, il perd l'appétit et va en s'affaiblissant. Toutefois. ces symptômes. qui peuvent exister dans un bon nombre d'autres maladies, ne sauraient être considérés comme caractéristiques.

A l'autopsie, on est frappé le plus souvent du volume considérable présenté par le cœur. ainsi que de l'énorme dilatation du ventricule droit. Toutes les cavités cardiaques sont remplies de caillots solides; on constate l'existence d'insuffisances valvulaires anciennes, l'endocarde est trouble et épais. Dans les cas aigus, le poumon est anémié et atteint d'atélectasie avec ou sans œdème; en cas de thrombose, il présente des abcès et des foyers de nécrose. Le rein est le siège d'une irritation interstitielle chronique; dans les cas anciens, il est ratatiné. L'urine présente des caractères assez variables; sa densité diminue généralement: Cavazzini a vu sa toxicité augmenter d'une façon notable.

Dans 41 autopsies pratiquées à Tokio, les lésions suivantes ont été notées par Tokishige :

Hypertrophie du cœur et dilatation des ventricules	26 fois
Épanchement séreux dans la plèvre et le péritoine	19 —
Induration du foie (hépatite interstitielle)	15 —
Anévrysme de l'artère pulmonaire avec thrombose	9 —
Oblitération complète de l'artère pulmonaire par les Vers	5 —
Enroulement des Vers autour des cordages tendineux	5 —
Anévrysme de l'artère pulmonaire sans thrombose	2 —
OEdème sous-cutané	1 —
Dermatite	1 —
Perforation de la plèvre viscérale	1 —

DIAGNOSTIC. — Le diagnostic ne peut se faire d'une façon certaine que par l'examen du sang ou, dans le cas d'hématurie, par l'examen de l'urine : à un grossissement de 30 à 50 diamètres, on découvre facilement les embryons. Le point d'élection pour la prise de sang est la face interne de l'oreille. Il faut tenir compte pourtant des cas où le cœur ne renferme que des Vers d'un seul et même sexe : da Silva Araujo a trouvé chez un Chien 7 Filaires, qui toutes étaient du sexe mâle : Manson a signalé de même un cas où il n'y avait que des mâles, et un autre où il n'y avait que des femelles.

Durée. — On ignore combien de temps les parasites peuvent vivre dans le cœur ou les gros vaisseaux : on a pu trouver, pendant des années, des embryons dans le sang de Chiens qui ne présentaient aucun symptôme morbide.

Traitement. — Il semble être impraticable, car on se heurte ici aux difficultés que nous avons déjà signalées à propos de la Bilharzie et de quelques autres hématozoaires. On a préconisé les injections d'une solution de chlorure de sodium dans la veine saphène, mais cette méthode est peu recommandable.

Prophylaxie. — On devra donner au Chien des eaux pures et de bonne qualité, et l'empêcher autant que possible de se désaltérer dans les ruisseaux et les mares.

Distribution géographique. — La *Filaria immitis* est extrêmement répandue en Chine : d'après Somerville et Manson, elle y atteint au moins la moitié des Chiens ; au Japon, ses ravages sont presque aussi importants. Elle n'existe pas au

Bengale, mais s'observe en Malaise et en Australie ; signalons aussi sa présence à la Nouvelle-Calédonie, d'où le D^r Ph. François et le commandant Delauney[1] nous en ont envoyé de nombreux exemplaires, recueillis dans le cœur du Chien.

En Europe, elle est rare dans le nord, mais devient plus fréquente dans le sud. Krabbe l'a vue à Copenhague ; Friedberger, Reuther, Rieck et d'autres la signalent en Allemagne ; Legros et Mathieu, Galeb et Pourquier, Galtier, Railliet, Dages et d'autres l'observent en France ; Ercolani, Rivolta, de Silvestri, Lanzilloti-Buonsanti, Grassi la voient en Italie. Mon collègue, M. Brissaud, m'en a remis un exemplaire trouvé à Paris dans le cœur droit d'un Chien de physiologie.

Le parasite se retrouve également en Amérique : Jones, Leidy et Schuppert l'ont vu dans l'est des États-Unis ; van Meter l'a vu dans le Colorado ; da Silva Araujo et P. S. de Magalhães l'ont étudié à Rio-de-Janeiro.

1. « Ces parasites, m'écrit M. Delauney, étaient en nombre incroyable. Le propriétaire du Chien m'a dit qu'il avait déjà perdu plusieurs de ces animaux et toujours par la même cause. Les individus ainsi atteints ne dépassent guère l'âge de trois ans ; peu avant la mort, ils boivent beaucoup, puis expirent brusquement. »

Filaria recondita GRASSI. 1890.

Synonymie : *Haematozoon Lewis* Grassi, 1888.

Le sang du Chien renferme fréquemment des embryons de Nématode que l'on a longtemps considérés comme le premier état de la *Filaria immitis*, mais qui n'ont rien de commun avec cet hématozoaire. La distinction a été établie par Grassi.

L'adulte est encore inconnu, d'où le nom spécifique attribué à l'espèce. Grassi et Calandruccio considèrent néanmoins comme une jeune femelle non fécondée, un Ver qu'ils ont trouvé enkysté dans l'atmosphère graisseuse du rein droit, chez un Chien. C'était un Ver long de 50 millimètres environ, large de $0^{mm}168$, légèrement effilé en avant, pourvu d'au moins quatre petites papilles à peu de distance de la bouche. L'extrémité postérieure est plus effilée, obtuse et porte trois papilles ; l'anus s'ouvre à $0^{mm}258$ de la pointe caudale. On observe deux tubes ovariens très contournés ; le vagin est long et se dilate vers sa terminaison. La vulve débouche à 840 µ de la bouche. Les champs latéraux sont très larges. La cuticule est très délicate, sans striation apparente.

La Filaire est vivipare : ses embryons circulent

dans le sang, où ils ont été découverts par Gruby et Delafond ; leur nombre est si considérable que ces observateurs n'exagèrent certainement pas, et sont peut-être même au-dessous de la vérité, en l'évaluant de 11 000 à 224 000, suivant les cas.

L'embryon a une longueur de 280 µ et une largeur de 5 µ ; parfois il est un peu plus grand. Sa transparence est parfaite, ses mouvements sont très agiles. De forme cylindrique, il se rétrécit à peine en avant, tandis que son extrémité postérieure s'effile en alène. A part un tube tapissé de chitine, à section optique triangulaire et correspondant à l'œsophage, on n'observe aucune trace d'organisation ; la cuticule n'est pas striée.

Les embryons ainsi constitués se distinguent nettement de ceux de la *Filaria immitis* par une particularité qu'a notée Lewis et qu'ont revue Grassi et Calandruccio : examinés en préparation microscopique, ils ont la plus grande tendance à se fixer par la bouche à la lame ou à la lamelle de verre. On peut penser qu'ils se fixent de même à la paroi des vaisseaux sanguins.

La Puce du Chien (*Pulex serraticeps*) serait le premier hôte chez lequel les embryons continueraient leur évolution. En suçant le sang, cet Insecte avale des embryons qui continuent à vivre dans son tube digestif et en traversent bientôt la paroi, pour tomber dans la cavité générale. Ils envahissent alors le corps adipeux et chacun d'eux pénètre à l'intérieur d'une des grandes cellules qui le composent. Par la suite, l'embryon subit une mue et passe ainsi à l'état larvaire, en même temps qu'il quitte la cellule adipeuse et retombe dans la cavité abdominale. La larve s'enkyste alors et attend, pour passer à l'état adulte, que la Puce soit avalée par le Chien.

Tel serait, d'après Calandruccio, le cycle évolutif du parasite. L'observateur sicilien a vu dans une seule et même Puce jusqu'à 80 parasites et plus, à tous les stades du développement. Celui-ci s'accomplirait également bien chez la Puce de l'Homme (*Pulex irritans*) et chez une Tique du Chien (*Rhipicephalus siculus* Koch), mais non chez le Pou du Chien. L'opinion de Sonsino, qui rapporte à la *Filaria immitis* les embryons de Nématode trouvés dans la Puce du Chien, ne saurait être acceptée.

Gruby et Delafond admettent que les hématozoaires s'observent à Paris chez 1 Chien sur 20 ou 25. La proportion serait à Pise de 7 sur 20, d'après Sonsino; elle serait à Calcutta de 1 sur 5, d'après Lewis. Les parasites sont aussi très communs en Chine (Manson) et en Sicile (Grassi). Ils sont encore vivants 10 jours après que le sang a été extrait des vaisseaux, pourvu que celui-ci soit maintenu à une température de 15 degrés. Ils peuvent vraisemblablement passer du sang de la mère dans celui du fœtus, comme le font les embryons de la *Filaria immitis*; le Chien nouveauné peut du moins en être infesté de bonne heure. et ces cas d'infestation précoce avaient été considérés par Gruby et Delafond comme démontrant la transmission héréditaire de l'infestation.

L'histoire de la *Filaria recondita* présente encore bien des obscurités. Le fait le plus saillant est l'extraordinaire rareté de la forme adulte : Grassi a eu la patience de couper en tout petits morceaux plusieurs Chiens dont le sang contenait un grand nombre d'hématozoaires. mais sans pouvoir y rencontrer le Ver dont ceux-ci provenaient. Aussi est-il conduit à se demander si ces helminthes embryonnaires ne résulteraient pas d'œufs avalés par le Chien : les embryons écloraient dans l'intestin. puis pénétreraient dans le sang où les Puces viennent les puiser: ils passeraient à l'état larvaire dans le corps de ces dernières, puis la larve serait mise en liberté et achèverait son développement à l'état libre. L'innombrable quantité d'embryons qui circulent dans les vaisseaux est un argument sérieux contre cette théorie, à laquelle d'ailleurs Grassi n'attache pas grande importance : elle prouve que le Ver adulte, probablement de petite taille. est un parasite commun, bien qu'encore à peu près ignoré.

Ce parasite est généralement inoffensif : les

Chiens qui le portent peuvent jouir durant des années d'une santé parfaite; Gruby et Delafond en ont pourtant vu trois être atteints d'attaques épileptiformes et deux d'entre eux y succomber.

Filaria sanguinis-hominis Lewis. 1872.

Nous avons relaté ailleurs avec précision les diverses phases de l'histoire de cet important hématozoaire; nous n'y reviendrons pas ici, nous nous efforcerons bien plutôt d'exposer et de critiquer les nouvelles doctrines qui sont venues se greffer sur la conception ancienne de la *filariose*, telle que nous l'avons exposée dans notre *Traité de zoologie médicale*.

Patrick Manson, aux sagaces observations duquel la connaissance de la *Filaria sanguinis-hominis* doit des progrès si importants, admet qu'on a confondu sous ce nom trois espèces distinctes, qu'il désigne sous les noms de *Filaria nocturna*, *F. diurna* et *F. perstans*. Bien que quelques-uns des arguments présentés en faveur de cette opinion soient assez peu démonstratifs, nous croyons qu'elle repose sur un fonds de vérité et qu'effectivement les Filaires du sang humain appartiennent à plus d'une espèce. Nous allons donc examiner successivement les trois formes distinguées par Manson.

Filaria nocturna.

Sauf en ce qui concerne sa répartition en Afrique, cette forme correspond exactement à notre ancienne *Filaria sanguinis-hominis*; nous pourrons donc résumer très brièvement son histoire.

Le Ver adulte vit dans les vaisseaux lymphatiques et dans le ventricule gauche du cœur; on peut donc admettre qu'il habite aussi les vaisseaux sanguins.

Le mâle mesure 83 millimètres de longueur : il est d'aspect capillaire et son diamètre transversal diminue progressivement de la tête à la queue. Celle-ci présente un ou deux tours de spire. Le cloaque débouche à 110 μ de l'extrémité : il est accompagné de quatre paires de papilles post-anales, non pédonculées et à surface villeuse. Les lignes latérales sont larges de 7 à 8 μ. La bouche est large de 5 μ et s'ouvre directement dans un œsophage très musculeux. Le tube génital est simple; il a pour annexe un spicule unique, long de 170 μ, incurvé en arc de cercle et entouré d'une gaine également protractile.

La femelle mesure de 88 à 155 millimètres de longueur; l'extrémité antérieure est légèrement claviforme, la postérieure est effilée, mais terminée en pointe mousse. La ligne latérale est large de 127 μ. L'anus s'ouvre très près de l'extrémité postérieure : la vulve se voit au contraire très près de la bouche. L'appareil reproducteur est constitué par deux glandes.

Cette description est empruntée à P. S. de Magalhães ; mais Manson est d'avis que les Vers trouvés au Brésil par cet habile observateur appartiennent à une tout autre espèce qu'à la *Filaria nocturna*. La vraie *Filaria nocturna*, telle qu'on la rencontre aux Indes, aurait les caractères suivants, encore peu précis :

Le mâle est incolore, incurvé, mais non contourné en tire-bouchon à l'extrémité postérieure, et pourvu en cette région de papilles post-anales au nombre de trois paires au moins, et peut-être aussi de papilles préanales. La fente cloacale est fermée par deux lèvres un peu saillantes, l'une antérieure, l'autre postérieure ; elle se trouve à 150 μ de l'extrémité de la queue. On distingue deux spicules de taille inégale, longs de 200 et de 600 μ, présentant une portion basilaire chitineuse, longue de 120 et de 170 μ, et une portion terminale. La plus grande largeur du corps est de 100 μ.

La femelle est de couleur brunâtre. Ses deux tubes utérins se répandent jusqu'à une notable distance en avant de la vulve ; le vagin est dirigé d'avant en arrière. La vulve s'ouvre à 1^{mm}2 de la bouche; l'anus est à 170 μ de la pointe caudale. La plus grande largeur du corps est de 185 μ[1].

La femelle est vivipare : parfois pourtant elle pond des œufs dépourvus de coque et entourés d'un simple chorion. Ceux-ci mesurent 18 à 25 μ sur 12 à 15 μ ; au moment de la ponte, ils sont déjà plus ou moins segmentés ; quand l'embryon y est reconnaissable, ils mesurent en moyenne 57 μ sur 50 μ. Le cours de la lymphe les entraîne et leur développement se poursuit chemin faisant. Les embryons sont tout formés au moment où ils arrivent dans la veine cave supérieure, d'où ils vont se répandre dans tout l'organisme[2]. Ce sont des vermisseaux longs de 125 à 500 μ, larges

1. Ces observations de Manson ont été faites sur des Vers recueillis à Madras par Maitland, dans les circonstances suivantes :

Un indigène âgé de trente ans avait, pendant la nuit, des embryons de Filaire dans le sang et souffrait d'une lymphangite de la face interne et de la partie inférieure du bras gauche. Un traitement approprié fit disparaître la lymphangite, mais il resta à l'endroit malade un épaississement de la peau, qu'on résolut d'extirper. L'opération fut faite en deux fois, à dix-huit jours d'intervalle.

En procédant à l'examen des deux lambeaux extirpés, on trouva dans le premier sept Filaires intimement enchevêtrées les unes dans les autres et semblant siéger dans un vaisseau lymphatique. Le second lambeau renfermait aussi une Filaire. Maitland eut donc ainsi à sa disposition huit Filaires, dont trois mâles et cinq femelles.

2. Chapot Prevost, professeur à la Faculté de Rio-de-Janeiro, a trouvé dans le sang d'un étudiant des embryons qu'il crut pouvoir attribuer à une nouvelle espèce de Filaire : P. S. de Magalhaes a montré qu'il s'agissait simplement de la *Filaria sanguinis-hominis*.

de 7 à 11 μ, encore dépourvus de tube digestif et d'appareil reproducteur. Ils sont tous entourés d'une gaine transparente, que Manson considère comme une transformation du chorion ovulaire et dont le rôle protecteur a été mis en lumière par ce sagace observateur.

Si l'on étudie en chambre humide une goutte de sang contenant des embryons vivants, chacun de ceux-ci se montre tout d'abord entouré de sa gaine. Au bout d'un certain temps, l'hémoglobine quitte l'hématie et se dissout dans le plasma, qui devient épais et visqueux : on observe alors que les embryons s'efforcent de quitter leur gaine; ils la percent, la traînent quelque temps derrière eux comme une défroque, puis s'en débarrassent et nagent librement.

Sur des embryons ainsi dégagés, on constate que l'extrémité antérieure est constituée par une expansion corolliforme à six lèvres, sorte de collerette ou de prépuce entourant un rostre conoïde, mousse, épais, capable de mouvements de va-et-vient qui le découvrent plus ou moins. Le sommet du rostre porte enfin un court filament, très délicat et soumis lui-même à des mouvements alternatifs de projection et de rétraction. L'appareil ainsi constitué est le siège de mouvements très actifs et incessants : le filament est un palpe ou un organe sensoriel quelconque; le rostre sert à perforer les tissus; la collerette la-

biée sert à la fois à fixer l'animal et à dilater les
tissus.

Supposons que l'embryon ainsi constitué soit
normalement dépourvu de gaine : il exercera son
action sur la paroi des vaisseaux sanguins de
l'Homme, l'irritera, la perforera même pour s'en-
foncer dans les organes, conditions qui, comme
on va le voir, seraient en opposition avec le processus normal de la dissémination de l'hématozoaire. La gaine joue donc un rôle protecteur
important, en rapport direct avec la propagation
du parasite.

Contrairement à toute attente, les embryons
ne sont point visibles dans le sang à toute heure
de la journée; ils n'envahissent la circulation
périphérique que pendant le sommeil : chaque
gouttelette de sang extraite d'un point quelconque du corps : doigt, orteil, lobule de l'oreille,
en renferme alors un plus ou moins grand nombre,
en sorte que le réseau vasculaire se montre en-
vahi tout entier. Pendant la veille, ils disparaissent de la circulation périphérique : ils s'accumulent alors dans les gros vaisseaux du thorax
et de l'abdomen. S'il est vrai, comme on l'a dit,
que le sommeil est causé par l'emmagasinement
dans l'organisme de principes toxiques résultant
de l'activité physiologique des tissus et des organes, ce fait nous donne une explication toute
naturelle de cette singulière migration, qui s'ob-

serve sous tous les climats et même si l'on intervertit intentionnellement les heures de sommeil et de veille.

Du sang, les embryons passent en grand nombre dans l'urine, dans les larmes, dans la sécrétion des glandes de Meibom, dans certains épanchements séreux ou chyleux[1]. Par l'urine, ils arrivent aisément jusque dans l'eau, et c'est ainsi, pourrait-on croire, que s'accomplit la migration nécessaire à leur développement. Pourtant, les choses se passent d'une tout autre manière : en effet, Manson a prouvé par d'ingénieuses expériences que l'embryon était pris directement dans les vaisseaux sanguins par un animal chez lequel il devait passer sa période larvaire, et que cet hôte intermédiaire n'était autre que le Moustique. Or, l'Insecte vient piquer le malade pendant le sommeil, c'est-à-dire au moment précis où les embryons sont accessibles à son rostre.

La femelle du Moustique possède seule un appareil buccal assez puissant pour transpercer

1. Demarquay, alors chirurgien à la Maison municipale de santé, à Paris, les a découverts, à la fin d'août 1863, dans le liquide laiteux extrait par ponction d'une tumeur des bourses chez un jeune homme originaire de la Havane. Le 4 août 1866, Wucherer les revit à Bahia, dans les urines d'un malade atteint de chylurie tropicale. La plupart des auteurs omettent de citer l'observation de Demarquay et attribuent à Wucherer le mérite d'avoir découvert le parasite; mais cette prétention est injustifiable.

la peau humaine ; le mâle, moins fortement armé, est incapable de se gorger de sang, et c'est encore là une heureuse circonstance, au point de vue de la propagation de la Filaire, car toutes les larves développées dans l'estomac du mâle seraient vouées à une destruction certaine.

Tout en se gorgeant de sang, le Moustique avale donc un certain nombre d'embryons. Alourdi par le poids de son abdomen distendu, et incapable de soutenir un vol prolongé, il va se fixer près d'une eau dormante et reste comme assoupi : il digère le sang qu'il a sucé et mûrit ses œufs.

Cependant les sucs digestifs du Moustique ont agi sur le sang de façon à le rendre visqueux et à dissoudre l'hémoglobine. Les embryons (du moins ceux qui survivent, car un grand nombre meurent dans les premières heures) quittent alors leurs gaines et, à l'aide de leur appareil perforant, explorent la paroi intestinale de leur hôte. Ont-ils découvert un endroit peu résistant, ils l'attaquent avec vigueur, le transpercent, passent dans la cavité viscérale et se rendent dans la région des muscles thoraciques. C'est là qu'ils séjournent désormais et subissent une série de modifications qui changent profondément leur aspect et les amènent progressivement à l'état larvaire, sans qu'il y ait eu de mue, à proprement parler. De cent trente à cent cinquante-six heures, c'est-à-dire du sixième au septième jour après leur passage chez le Moustique, les jeunes Vers sont longs de 1ᵐᵐ50 et larges de 0ᵐᵐ25.

Sur ces entrefaites, le Moustique pond, puis tombe dans l'eau et y meurt. La larve dévore les organes thoraciques de son hôte, puis quitte le cadavre et tombe elle-même dans l'eau, où elle continue de vivre en attendant des conditions favorables à son développement ultérieur. Ces conditions ne se trouvent réalisées que lorsqu'elle est ingérée avec l'eau par l'Homme ou par un animal chez lequel elle puisse vivre.

C'est donc en buvant, sans la filtrer ou la faire bouillir, l'eau dans laquelle nagent les larves qu'on acquiert le parasite. On ignore encore ce que celui-ci devient, après avoir été introduit dans l'intestin; on ne sait en quel point il devient adulte et s'accouple, ni par quelle voie il gagne le cœur et les vaisseaux.

La *Filaria nocturna* est un très redoutable parasite : elle cause des états morbides très variés, tels que l'éléphantiasis des Arabes, les tumeurs lymphatiques du scrotum, les abcès lymphatiques des membres, l'hématurie intertropicale, l'hématochylurie, l'ascite et l'hydrocèle chyleuses, etc. Tant que leur cause est demeurée inconnue, on a considéré ces diverses manifestations pathologiques comme autant d'entités morbides; on sait maintenant que ce sont des états et des symptômes divers d'une seule et même maladie, la *filariose*[1].

A moins de sortir du cadre de cet ouvrage, nous ne croyons pas devoir donner de longs détails cliniques ou anatomo-pathologiques sur les symptômes et les lésions de la filariose: le lecteur trouvera à cet égard les détails les plus circonstanciés dans divers travaux, notamment dans ceux de Manson, de Silva Araujo, de Teichmann et de Moty. Signalons d'une façon toute spéciale l'important chapitre sur les Filaires du sang humain, que Manson a publié récemment dans l'ouvrage d'Andrew Davidson, *Hygiene and diseases of warm countries*.

Pour exposer l'action du parasite, nous jugeons utile d'emprunter les pages suivantes à notre *Traité de zoologie médicale*.

« On a proposé un grand nombre de théories pour expliquer le passage du chyle, de la lymphe ou du sang dans l'urine ou dans les séreuses péritonéale et vaginale. Les uns refusent toute action aux parasites; les autres, et nous croyons qu'ils ont raison, considèrent ceux-ci comme la

1. Le terme de *filariose* a été créé par Silva Araujo, qui désignait ainsi, dès 1875, une dermatose particulière, caractérisée par des papules contenant des embryons de Filaires. Plus tard, ayant reconnu que ces embryons étaient identiques à ceux de la *Filaria sanguinis-hominis*, da Silva Araujo élargit le sens du mot *filariose* et l'employa pour désigner l'ensemble des phénomènes morbides attribués à cet hématozoaire, acception que le mot a conservée depuis lors.

cause essentielle de ces extravasations. Nous ne ferons pas la critique de ces opinions diverses : Monvenoux, Papin, Gœtze et d'autres se sont chargés de ce soin. Sans songer à édifier à notre tour une théorie nouvelle, faisons pourtant remarquer que l'anatomie explique la production de ces phénomènes morbides.

« Les embryons qui circulent dans les vaisseaux lymphatiques peuvent s'accumuler à eux-mêmes et s'agglutiner avec les leucocytes, de manière à former une masse qui obstrue le vaisseau en un certain point de son parcours, par exemple au niveau d'un ganglion. Le cours de la lymphe se trouve ainsi suspendu dans tous les vaisseaux afférents; ceux-ci se distendent, puis finissent par se rompre. Si le fait se produit pour les chylifères ou lymphatiques du mésentère, l'ascite chyleuse en est la conséquence.

« L'obstruction du canal thoracique ou de quelqu'un de ses gros troncs d'origine est tout aussi possible, non peut-être par l'accumulation des embryons, trop grêles pour en remplir le calibre, mais par une ou plusieurs Filaires adultes en voie de migration vers les vaisseaux sanguins. Il en résulte une stase lymphatique dans tout le territoire situé en amont, d'où reflux du chyle vers divers organes, autant que le permettent les valvules, et ruptures vasculaires dans le rein, dans la vessie, dans le péritoine ou dans les tuniques du testicule, suivant le point qui présente la moindre résistance. Les parasites venant à poursuivre leur migration, la lymphe reprend son cours et tout rentre dans l'ordre, jusqu'à ce que la même cause amène les mêmes accidents. On peut donc comprendre de la sorte l'intermittence de la chylurie.

« Cette manière de voir explique également les cas d'ascite chyleuse ou de chylurie non parasitaires, par un simple obstacle mécanique au cours de la lymphe. Quant à l'hématurie, elle peut tenir à l'arrêt des embryons dans les capillaires du rein ou de la vessie.

« On sait que l'*éléphantiasis des Arabes*[1] et ses diverses variétés (lymphorrhagies cutanées, abcès lymphatiques, éléphantiasis du scrotum, lymphoscrotum, etc.) doivent être considérés comme causés par le parasite. Cette opinion, fortement combattue par d'aucuns[2], a été exposée et habilement défendue par Manson. D'après lui, la forme de la maladie lymphatique dépend de la situation occupée par la Filaire dans les vaisseaux lymphatiques; elle est encore en relation avec l'oblitération d'un vaisseau ou d'un département lymphatique.

1. Da Silva Araujo a proposé de le désigner sous le nom d'*éléphancie*, pour le distinguer de l'*éléphantiasis des Grecs*.
2. Voir à ce sujet le travail de J. Castera.

« Si l'obstruction est partielle, dit Manson, il n'en résulte que des varices lymphatiques : mais, grâce aux anastomoses, la circulation de la lymphe reste ininterrompue et charrie jusqu'au sang les embryons de Filaire. Les conséquences de l'obstruction partielle seront le lympho-scrotum, la chylurie ou les engorgements ganglionnaires.

« Si l'obstruction est complète, deux cas se présentent : la lymphe accumulée dilate tellement les vaisseaux, qu'ils arrivent à se rompre, et il en résulte une lymphorrhagie plus ou moins permanente. Alors la lymphe ne stagne pas complètement, mais elle circule en rétrogradant et reste fluide. Les symptômes qui se produiront en pareille circonstance seront la lymphorrhagie du scrotum ou de la jambe et l'engorgement variqueux des ganglions : on rencontrera des embryons dans ces derniers; on en trouvera peut-être dans l'écoulement de lymphe, mais jamais dans le sang.

« S'il ne se produit pas de rupture des lymphatiques, la lymphe stagne complètement et s'accumule dans les tissus voisins des ganglions. Ceux-ci s'indurent; les tissus aussi, et l'éléphantiasis apparaît. On ne trouve pas d'embryons dans le sang, parce que pas un d'entre eux ne peut traverser les ganglions, et la Filaire mère périt étouffée, pour ainsi dire, par ses jeunes et par la lymphe qui s'organise. Conséquemment, il sera impossible de découvrir des embryons dans le sang ou dans la lymphe, lorsqu'on se trouvera en présence d'un cas d'éléphantiasis vrai, sans complication. »

Manson étaye cette théorie sur de nombreuses observations. Dans un cas de varice lymphatique, par exemple, il a trouvé dans la lymphe une grande quantité d'embryons entortillés les uns sur les autres, en une sorte de boule vermineuse. Il admet d'ailleurs que l'embolus puisse être causé tout aussi bien par les œufs, expulsés prématurément par la femelle et accumulés les uns aux autres.

Suivant T. W. Beukema, de Nagasaki, la *Filaria nocturna* peut se borner à causer des hémoptysies, sans manifester d'ailleurs sa présence par aucun des symptômes ordinaires, énumérés ci-dessus. Chez un marin qui crachait du sang depuis un mois, et dont les crachats étaient mélangés de mucosités et plus ou moins rouges, il croyait trouver au microscope les œufs du *Mesogonimus Westermanni*, mais découvrit dans les expectorations un grand nombre d'embryons de Filaire vivants. Le malade avait les urines absolument normales et ne présentait pas trace d'éléphantiasis, d'hydrocèle ou de lympho-scrotum.

Le diagnostic de la filariose est parfois entouré de grandes difficultés. Il ne sera assis sur une base solide que lorsqu'on aura pu constater la présence des embryons dans l'urine, dans le sang ou dans la lymphe, suivant l'aspect qu'aura revêtu la maladie.

Dans diverses circonstances, que Moty discute avec une grande précision, et notamment dans les cas de tumeurs éléphantiasiques, l'intervention chirurgicale pourra rendre de grands services. Quant au traitement médical, il s'est jusqu'à présent montré inefficace. L'électricité, sous forme de courants induits, ne semble pas avoir donné tous les résultats que da Silva Araujo en attendait. Le thymol, administré à l'intérieur par Lawrie et Walsh, aurait amené la disparition des embryons du sang et de l'urine, mais Crombie, Manson et Collett n'en ont obtenu aucun succès.

La filariose occupe une aire de distribution considérable, comprise sensiblement dans les limites de la zone intertropicale. Sa fréquence en Égypte, aux Indes, en Chine, au Japon, à Formose, en Australie (Queensland), à Taïti, au Brésil, aux Antilles, est bien connue des médecins; elle n'est point rare non plus aux Mascareignes et à Madagascar, où on ne la distingue pas suffisamment de la bilharziose, dans les cas où les phénomènes hématuriques dominent la scène. Sa présence dans le sud des États-Unis, déjà notée, a été affirmée récemment par de Saussure (22 cas à Charleston, S. C.), Mastin (1 cas à Mobile, Ala.) et Slaughter (2 cas en Virginie) : on doit en conclure qu'elle existe aussi au Mexique. dans l'Amérique centrale et dans le nord de l'Amérique méridionale[1].

FILARIA DIURNA.

Manson a décrit d'abord cet hématozoaire sous le nom de *Filaria sanguinis hominis major*. puis sous celui de *Filaria sanguinis hominis diurna*. Les embryons circulant dans le sang ne peuvent être distingués par aucun caractère microscopique de ceux de la *Filaria nocturna*: la distinction des deux Filaires repose uniquement sur ce que leur périodicité est exactement opposée : l'une ne se montre dans le sang périphérique que pendant la nuit ou le sommeil. l'autre n'y apparaît que pendant le jour ou l'état de veille.

Ce fait curieux démontre que la *Filaria diurna* a pour hôte intermédiaire un animal diurne: elle ne saurait être sucée dans le sang par le Moustique, qui a des habitudes nocturnes. La gaine

1. Nous avons vu que Manson attribue à une *Filaria* d'espèce particulière. distincte de la vraie *Filaria nocturna*, certains cas de filariose observés au Brésil: il émet la même opinion au sujet d'une filariose observée à Saint-Vincent (Antilles) et caractérisée par la présence des embryons dans le sang pendant la journée.

Le problème zoologique de la filariose devient donc chaque jour plus complexe.

tégumentaire dont l'embryon est enveloppé empêche celui-ci de sortir spontanément des vaisseaux sanguins : il doit, pour cela, compter sur les bons offices de quelque animal suceur, qui reste à déterminer. Au Vieux Calabar, région où la *Filaria diurna* est endémique, deux espèces de Diptères infestent les plantations et molestent les travailleurs des champs : une rouge, appelée *Ego* en langue indigène, et une noire, appelée *Ukpom*; les colons anglais les nomment *Mangrove flies*. Toutes deux volètent pendant la chaleur du jour et sucent le sang de l'Homme; après s'être gorgées, elles sont trop lourdes pour voler et se traînent en quelque endroit abrité. Elles sont répandues sur les criques et les rivières ; aussi Manson pense-t-il qu'elles pourraient bien jouer le rôle d'hôtes intermédiaires pour la *Filaria diurna*.

Quant à la forme adulte de cet hématozoaire, Manson croit la trouver dans la *Filaria loa* : un de ses malades, dont le sang renfermait des *Filaria diurna* et des *Filaria perstans*, avait eu autrefois sous la conjonctive un Loa qui n'avait pas été extrait. Leuckart lui a communiqué le dessin d'embryons du Loa : ils ont la queue effilée et l'aspect général de la *Filaria diurna*.

Filaria perstans.

Manson a décrit d'abord cet hématozoaire sous le nom de *Filaria sanguinis hominis minor*, puis sous celui de *Filaria sanguinis hominis perstans*. Il est beaucoup plus petit que les autres Vers du sang; il n'a pas de gaine, son extrémité postérieure est obtuse et non effilée; il possède enfin un petit rostre rétractile et un tube digestif déjà tout formé. Il se distingue encore des deux autres formes parce qu'il s'agite très vivement dans le sang; il peut se contracter ou s'étirer, au contraire, au point de réduire son diamètre à une ligne excessivement fine.

Cette Filaire jouit d'une très grande longévité: on trouve ses embryons dans le sang de l'Homme des années après que celui-ci a quitté le pays où le parasite est répandu. Manson les a vus chez un nègre qui avait quitté l'Afrique depuis six ans: une autre fois, après neuf mois: dans un autre cas encore, après sept mois. Ce dernier malade portait aussi la *Filaria diurna*, qui doit être également très persistante. Les deux nouvelles Filaires ont donc à cet égard la plus grande analogie avec la *Filaria nocturna* : une fois établies dans le corps, elles y peuvent vivre plusieurs années, en quelque pays que le patient aille habiter.

On ne sait rien des migrations de la *Filaria perstans* : la forme adulte est inconnue. La vivacité de l'embryon, qui n'est pas empêtré d'une gaine, le rostre dont il est armé, son corps très extensible. sa queue mousse qui peut lui servir de point d'appui, tout démontre qu'il doit se frayer un chemin à travers les tissus; d'autre part. l'existence d'un canal digestif le rapproche dans une certaine mesure des embryons de la *Filaria medinensis*. On peut donc penser que, après être sorti du corps d'une façon que nous allons indiquer, il continue son évolution dans quelque animal d'eau douce.

La *Filaria diurna* et la *Filaria perstans* s'observent dans les mêmes contrées : on ne les voit l'une et l'autre que sur la côte occidentale et dans les régions limitrophes de l'Afrique tropicale. Elles ne paraissent exister ni sur la côte orientale, ni en Égypte. ni à Aden, ni a Zanzibar. ni à Natal. ni au Cap: Manson ne les a jamais vues chez les indigènes de la Malaisie, de la Chine et de l'Inde; on ne les trouve pas davantage aux Antilles.

Leur aire de distribution est donc bien plus restreinte que celle de la *Filaria nocturna*; elles la partagent d'ailleurs avec cette dernière. Les trois sortes de Filaires sont très communes dans les pays contaminés. Sur 12 nègres de la côte occidentale d'Afrique, Manson a trouvé 2 fois la

Filaria diurna seule, 6 fois la *Filaria perstans* seule et 2 fois ces deux espèces coexistantes. Voici d'autre part, grâce à une communication écrite qu'il a bien voulu me faire, le résultat encore inédit des récentes recherches de Manson, basé sur l'examen de préparations microscopiques du sang des indigènes qui lui ont été adressées, de divers pays, par un certain nombre de médecins :

NOM DE L'OBSERVATEUR	LOCALITÉ	NOMBRE D'INDIGÈNES examinés	NATURE DU PARASITE		
			Filaria perstans	*Filaria nocturna*	*Filaria diurna*
Dr Woldridesen.	Lukunga (Congo). . .	14	9	0	0
Richard Henshaw.	Vieux Calabar.	27	15	1	1
Dr Small	Bansa Manteka (Congo).	61	55	0	0
Eleum	Cochin (Inde).	88	0	21	0
Dr Burns. . . .	Afrique australe	74	0	0	0
	Zanzibar . . .	1	0	1	0
Totaux.		265	59	25	1

A supposer que la *Filaria diurna* et la *Filaria perstans* soient l'une ou l'autre en relation avec quelque maladie, celle-ci devra avoir exactement la même distribution géographique que ces hématozoaires ; elle pourra se manifester hors d'Afrique, si le patient quitte le pays où la maladie est endémique, mais elle ne s'observera jamais que chez des individus ayant vécu dans ce pays, l'ayant visité ou tout au moins habitant des régions qui ont avec ce pays des relations physiques plus ou moins intimes.

Or, on connaît au Congo, sous les noms de *léthargie des nègres* et de *maladie du sommeil*, un état pathologique qui répond pleinement à ces diverses conditions. Son endémicité sur la côte occidentale d'Afrique, et dans cette contrée seulement, est bien établie. Pendant la traite des nègres, on l'observait parfois en Amérique, mais toujours chez des individus venus récemment d'Afrique : on ne l'a jamais vu chez des noirs nés en Amérique. Ce n'est donc pas, comme on l'a prétendu, une maladie ethnique, mais une maladie qui évolue dans un milieu déterminé ; aussi peut-on l'observer en dehors de la race nègre. Corre, dont les beaux travaux ont tant contribué à nous faire connaître la maladie du sommeil, dit qu'elle a été observée chez un Européen et chez un mulâtre.

La maladie du sommeil peut se déclarer plusieurs années après que le malade a quitté la côte d'Afrique ; mais cela ne prouve rien contre la théorie édifiée par Manson, car les hématozoaires sont doués d'une grande vitalité et se retrouvent dans le sang pendant des années.

A laquelle des deux Filaires susdites doit-on attribuer la maladie du sommeil? Dans un cas, Manson a vu les deux sortes d'hématozoaires dans le sang du malade; chez un autre individu. atteint d'une maladie cérébrale ayant une certaine res semblance avec la léthargie des nègres, la *Filaria perstans* existait seule. Manson incrimine donc spécialement cette espèce : c'est d'ailleurs ce qui résulte du tableau précédent, en raison de sa plus grande fréquence. Enfin, Manson a bien voulu me communiquer que, dans 15 nouveaux cas de maladie du sommeil, il a vu 9 fois la *Filaria perstans*.

Voici d'autres faits qui viennnent corroborer cette suspicion. Un symptôme fréquent de la maladie du sommeil serait, d'après Corre, une éruption papulo-vésiculeuse s'accompagnant de prurit et siégeant sur les membres, sur le tronc et spécialement sur la poitrine. Une éruption toute semblable a été notée aussi par Bestion. Au Congo, Guinness a noté que le prurit s'exacerbe pendant la nuit; il disparaît environ de 7 à 9 heures du matin, pour revenir de 6 à 9 heures du soir; dans 12 cas typiques, l'examen du sang fut pratiqué et décela l'existence des hématozoaires.

D'autre part, O'Neill a observé chez les indigènes de la côte d'Or une papulose désignée par eux sous le nom de *craw-craw* : dans six cas, la sérosité contenue dans les papules fut examinée et on y trouva des embryons de Nématode. Comme le craw-craw s'observe à l'état endémique dans la région où sévit la maladie du sommeil, Manson n'hésite pas à identifier le craw-craw à la dermatose caractéristique de cet état morbide[1].

1. Nous avions nous même (*Traité de zoologie médicale*, II, p. 55) rapproché le craw-craw de la filariose, non toutefois sans exprimer des réserves qui ont encore toute leur valeur. « L'identité du parasite du craw-craw avec l'embryon de la Filaire du sang est encore problématique, disions-nous : si ces vermisseaux ne sont pas identiques, on conviendra du moins qu'ils sont fort semblables : ceux du craw-craw étaient longs de 250 μ, larges de 12 μ et pourvus d'une queue effilée. »

Ce dernier caractère, s'il a été bien observé par O'Neill, suffirait à distinguer le craw-craw de la dermatose survenant au cours de la maladie du sommeil, car Manson insiste sur la brièveté et la grande dimension de la queue chez la *Filaria perstans* : effectivement, les préparations microscopiques et les photographies qu'il nous a communiquées mettent hors de doute cette particularité.

Au Brésil, da Silva Araujo et P. S. de Magalhães ont observé une éruption cutanée, dans les papules de laquelle se trouvaient des embryons de Filaire.

Le cas de Silva Araujo se rapportait à un jeune homme de race blanche, sans aucun mélange de sang nègre, ce qui démontre tout au moins que le craw-craw n'est pas une affection spéciale aux noirs. Les embryons avaient une longueur de 250 à 550 μ, une largeur de 6 à 9 μ, une queue effilée et appartenaient sûrement à la *Filaria nocturna* : ils ressemblaient d'ailleurs beaucoup à ceux décrits par O'Neill. Dès lors, de deux choses l'une : ou bien le craw-craw n'a rien à voir avec la maladie du som-

Quoi qu'il en soit, voici comment Manson explique la genèse de la maladie du sommeil. Il existe quelque part dans l'appareil circulatoire ou en rapport avec lui, une ou plusieurs Filaires adultes : les embryons tombent dans le sang, puis envahissent plus ou moins tôt les capillaires et finalement séjournent sous la peau, en même

meil, ou bien cette maladie n'est pas rigoureusement limitée à la côte occidentale d'Afrique.

D'autre part, P.-S. de Magalhães m'a communiqué les renseignements suivants sur une observation de craw-craw (ou d'affection analogue) qu'il a pu faire à Rio-de-Janeiro. Ce cas concernait un enfant noir, âgé de huit ans, né à Rio de parents nés eux-mêmes au Brésil. Il présentait sur les membres supérieurs et inférieurs, sur les fesses et à la région lombaire, une éruption cutanée discrète, accompagnée d'un fort prurit. L'affection remontait à deux années et s'était développée par poussées irrégulières : elle ressemblait à un ecthyma avancé : des croûtes noirâtres, formées de sang desséché, recouvraient des ulcérations arrondies qui, après guérison, laissaient comme trace de petites cicatrices. Le petit malade n'avait jamais souffert de lymphangites ou d'hémato-chylurie. En détachant les croûtes, la couche papillaire de la peau laissa suinter une grande quantité de sang noirâtre, dans lequel le microscope décela la présence de nombreux embryons qui furent rapportés à la *Filaria sanguinis-hominis*. Il est à noter que l'examen fut fait entre trois et quatre heures de l'après-midi.

A Brest, Nielly a observé, chez un jeune mousse qui n'avait jamais quitté la Bretagne, une éruption avec Nématodes embryonnaires qu'il assimile entièrement au craw-craw : ces vermisseaux se trouvaient aussi dans le sang, au début de l'affection. Ils ne semblent pas appartenir au genre *Filaria* et nous les avons désignés (*loco citato*, II, p. 67) sous le nom de *Rhabditis Niellyi*. Manson ne croit pas non plus qu'il s'agisse là du véritable craw-craw, mais du moins d'un « cas allié ».

temps qu'ils acquièrent leur tube digestif. Leur présence irrite la peau : il se fait une éruption papulo-vésiculaire avec prurit intense : le grattage déchire les vésicules et met le parasite en liberté. Si celui-ci arrive dans l'eau, il peut y trouver un premier hôte, mais il le quitte bientôt pour tomber dans l'eau sous forme de larve libre. L'helminthe serait avalé en cet état avec l'eau de boisson et deviendrait adulte chez l'Homme.

A considérer ce cycle comme exact dans ses traits généraux, nous admettrions plutôt que le parasite devient larve chez l'hôte intermédiaire, dans le corps duquel il reste et avec lequel il peut être avalé directement.

Quoi qu'il en soit, il ne semble pas douteux que les différentes espèces confondues actuellement sous la dénomination commune de *Filaria sanguinis-hominis* se propagent par les eaux de boisson. Pour mettre les populations à l'abri de leurs attaques et des redoutables maladies qui en résultent, il suffit donc de répandre l'usage des eaux pures, sinon des eaux filtrées.

Filaria romanorum-orientalis SARCANI. 1888.

Le 27 juin 1887, Sarcani aurait vu dans le sang d'une femme de Vartina (Roumanie) un Ver qui s'agitait vivement au milieu des globules. La courte description qu'il en donne est entachée de plus d'une erreur et ne mérite pas d'être reproduite ici. Il s'agissait d'un animal long de 1 millimètre, large de 50 μ avec appareil digestif et reproducteur déjà constitués; Sarcani va même jusqu'à décrire des œufs ayant la taille d'un leucocyte.

La véritable nature de cet hématozoaire demeure problématique.

Filaria cordis-phocæ Joly. 1856.

Synonymie : *Filaria spirocauda* Leidy. 1858.

A quelques semaines d'intervalle, Joly (de Toulouse), J. Leidy (de Philadelphie) et C. Heller (de Vienne) firent connaître des Nématodes trouvés dans le cœur droit du *Phoca vitulina*. C'est peut-être la même espèce, ou du moins une espèce voisine, que Cobbold a décrite chez *Stemmatopus cristatus* sous le nom de *Filaria hebetata*.

Filaria equina (Abildgaard). 1789.

Synonymie : *Filaria papillosa* Rudolphi. 1810.

Cet helminthe se loge dans le thorax, l'abdomen, les méninges, le tissu conjonctif, les muscles, etc.; son habitat est variable, et on le trouve encore très fréquemment dans la chambre postérieure de l'œil. Il se rencontre chez le Cheval, l'Ane et le Mulet; on a cru longtemps qu'il s'observait aussi chez le Bœuf et les Cerfs; mais Stiles a montré que cette opinion repose sur une erreur et que, dans ce cas, il s'agit d'une espèce distincte, *Filaria cervina* Dujardin.

Le mâle est long de 6 à 7 centimètres et muni de deux spicules inégaux. Sa queue est contournée en spirale : elle porte quatre paires de papilles préanales et quatre, peut-être même cinq paires de papilles post-anales; celles de la première paire sont coniques et tournées vers le côté.

La femelle est longue de 9 à 12 centimètres. Sa queue est légèrement spiralée et se termine par une courte projection conique; elle présente deux épines latérales, à 64 µ de la pointe. L'utérus est double; la vulve est très rapprochée de la bouche. Ovovivipare.

Dans les deux sexes, le corps est blanc, effilé vers les extrémités. La bouche est petite, supportée par un bord chitineux, légèrement proéminent et donnant insertion à deux lèvres semi-lunaires latérales; suivant les lignes médianes dorsale et ventrale, elle projette une papille épineuse, non bifurquée. Près de l'extrémité antérieure se voient quatre fortes papilles épineuses submédianes, et plus en arrière quatre papilles sensorielles submédianes.

Il est fréquent de rencontrer la larve dans le sang du Cheval. La première observation de ce genre est due à Wedl. En Égypte, Sonsino a pu constater aussi la coexistence de la Filaire adulte dans les viscères abdominaux et de larves dans le sang; il décrivit ces dernières sous le nom de *Filaria sanguinis equi*. Enfin, Lange rapporte que Jakimov trouva dans le sang d'un Cheval hématurique des larves de Filaire en telle abondance, que chaque goutte de sang en contenait deux ou trois; l'autopsie du Cheval n'a pas été faite.

On n'est pas encore fixé sur la nature de Nématodes rencontrés par Burke dans le sang et l'urine de Chevaux affectés d'influenza : c'étaient des helminthes longs de 6 centimètres, auxquels Burke donna le nom d'*Hæmatobium equi*. Des embryons trouvés à Pise par Mazzanti dans les vaisseaux hépatiques du Cheval différaient de ceux de *Filaria equina*; ils semblent être la cause des nodules qui se déposent parfois dans le parenchyme du foie.

Filaria Evansi Lewis, 1882.

Les hématozoaires du Dromadaire ont été découverts à l'École vétérinaire d'Alfort : Goubaux les mentionne tout d'abord. Les vaisseaux lymphatiques « de l'entrée de la poitrine des deux côtés, dit-il, les inguinaux ou du fourreau et les lombaires des deux côtés, étaient malades dans quelques endroits et contenaient des Vers nombreux (*Filaires*). Nous avons trouvé des Vers semblables dans la glande lacrymale du côté gauche, dans le poumon, dans le sang, etc. »

Delafond et Bourguignon relatent la même observation : « Nous avons vu sur un Dromadaire très galeux, mort tout à coup dans les hôpitaux de l'École d'Alfort, en 1855, un parasitisme, en quelque sorte général, exister en même temps que la gale, et des Vers filaires se montrer, à l'autopsie, tout à la fois dans le sang, les vaisseaux pulmonaires, les ganglions et les vaisseaux lymphatiques. »

En faisant à Madras l'autopsie d'un Dromadaire, G. Evans retrouva ces mêmes parasites. Le sang était rempli d'embryons de Nématode ressemblant à l'hématozoaire de l'Homme, au point de n'en pouvoir être distingués au microscope. La forme adulte se rencontre dans les artères pulmonaires, qu'elle obstrue, et dans le mésentère : en revanche, elle se distingue nettement, par sa taille et sa structure, de la *Filaria sanguinis-hominis*. Le mâle et la femelle ont été observés.

Filaria crassicauda Creplin. 1850.

Elle vit dans les corps caverneux du pénis d'un Cétacé (*Balaena mysticetus*).

Spiroptera sanguinolenta Rudolphi. 1819.

Cet helminthe, signalé pour la première fois par Redi en 1684, se rencontre chez le Chien, le le Loup et le Renard, dans des tumeurs de l'œsophage ou de l'estomac, ou libre dans la cavité de ces organes. On l'observe encore dans le poumon (Railliet), dans les ganglions lymphatiques du médiastin et des bronches, dans des tumeurs de la cavité abdominale ou thoracique. Le Spiroptère ensanglanté, ainsi nommé à cause de sa coloration rouge de sang, se rencontre encore parfois dans des tumeurs de l'aorte. Ce fait, constaté tout d'abord par Morgagni et Courten, a été révoqué en doute par les meilleures autorités : il est pourtant incontestable, comme le prouvent de récentes observations.

Patrick Manson en Chine et Lewis aux Indes ont en effet fréquemment observé, sur le trajet de l'aorte du Chien, des tumeurs vermineuses dues à ce parasite. Ces tumeurs sont de grosseur variable, depuis la taille d'un grain de plomb de chasse jusqu'à celle d'une noisette ou d'une noix. Les plus petites renferment des Nématodes à l'état larvaire, les plus grosses contiennent des animaux adultes, parfois au nombre de cinq à six. Les dernières mues du parasite et son passage à l'état sexué s'accomplissent à l'intérieur de ces tumeurs. Celles-ci font saillie à la face externe du vaisseau, dont elles rendent la paroi mince et fragile. Quelquefois le Ver rampe entre les tuniques de l'aorte et fait sortir par un petit orifice l'une de ses extrémités, qui pend alors librement dans la cavité de l'artère : on peut voir alors le calibre du vaisseau presque oblitéré par un caillot formé autour de l'helminthe.

La tumeur vermineuse se vide parfois dans l'aorte, et c'est uniquement à ce titre que le parasite en question se rapporte à notre étude. On trouve alors dans le sang des œufs ou des embryons à différents degrés de développement : l'animal adulte n'y a pas été rencontré.

Les tumeurs dont nous venons de parler ont encore été vues par Oreste sur le trajet de l'aorte thoracique : elles renfermaient jusqu'à dix-sept Vers. Enfin Mégnin a montré que, lorsqu'elles siègent sur l'aorte abdominale, elles peuvent causer la mort subite de l'animal qui les héberge, par rupture du vaisseau. Manson avait constaté d'autre part que la rupture des tumeurs aortiques ou œsophagiennes pouvait déterminer des pleurésies et que la pénétration des œufs dans les capillaires de la moelle épinière occasionnait parfois la paralysie des membres postérieurs.

Da Silva Araujo a retrouvé au Brésil le Spiroptère ensanglanté: Janson l'a vu fréquemment au Japon. Grassi a démontré que cet helminthe a pour hôte intermédiaire la Blatte orientale (*Periplaneta orientalis*): cela explique la rareté du parasite dans les pays tempérés, où la Blatte est peu répandue, et sa grande fréquence dans les régions chaudes où cet Insecte est abondant.

Hématozoaires des Édentés.

Da Silva Araujo rapporte que Rosendo, professeur à l'Université de Bahia, rencontra dans le cœur d'un Tatou trois Vers longs de 5 centimètres et larges d'à peu près 1 millimètre: ils avaient l'aspect de Filaires.

Filaria tricuspis FEDTSCHENKO, 1874.

Cette espèce, confondue longtemps avec la *Filaria attenuata* Rudolphi, est parasite des Passereaux de la famille des Corvidés : on la connait chez les Corbeaux (*Corvus corax, C. cornix, C. co-*

rone, *C. frugilegus*, *C. monedula*), chez la Pie (*Pica caudata*), chez le Casse-noix (*Nucifraga caryocatactes*), chez le Chocard des Alpes (*Pyrrhocorax alpinus*), chez le Geai (*Garrulus glandarius*) et même chez un Étourneau (*Sturnella ludoviciana*). Elle se tient dans la cavité générale; Grassi l'a vue également sous la peau et dans le tissu conjonctif intermusculaire.

Le mâle est long de 55 à 65 millimètres, et large de $0^{mm}50$ à $0^{mm}75$ dans sa partie antérieure; l'œsophage occupe un dixième ou un douzième de la longueur totale. Le corps se rétrécit en arrière et se termine par un lobe arrondi. Les deux spicules sont de taille inégale; ils sont longs de $1^{mm}14$ à $1^{mm}54$ pour l'un, de $0^{mm}57$ à $0^{mm}97$ pour l'autre, et larges de 55 μ. Le tube testiculaire est simple. Les papilles caudales font totalement défaut.

La femelle est longue de 80 à 165 millimètres, large de $0^{mm}66$ à 1 millimètre en avant, de $0^{mm}45$ en arrière. Les deux utérus s'unissent en un vagin postéro-antérieur, long de $1^{mm}2$ et s'ouvrant à une faible distance ($0^{mm}55$ à $0^{mm}71$) de l'extrémité antérieure. L'œuf mûr mesure 60 μ sur 36 à 44 μ.

Dans l'un et l'autre sexe, la cuticule est striée en travers et la bouche a la forme d'une fente allongée dans le sens dorso-ventral (fig. 11, A, *m*). A peu de distance d'elle, on voit quatre grosses papilles situées sur le trajet des lignes submédianes. En outre, on observe à droite et à gauche un appareil chitineux particulier, *b*, qui est englobé dans le tissu de l'œsophage : simple et étroit en avant, il s'élargit en arrière et se divise en trois digitations obtuses ; son extrémité antérieure perce le tégument et se termine à sa surface par une petite pointe qui sert probablement d'appareil perforant. L'intestin est refoulé contre la

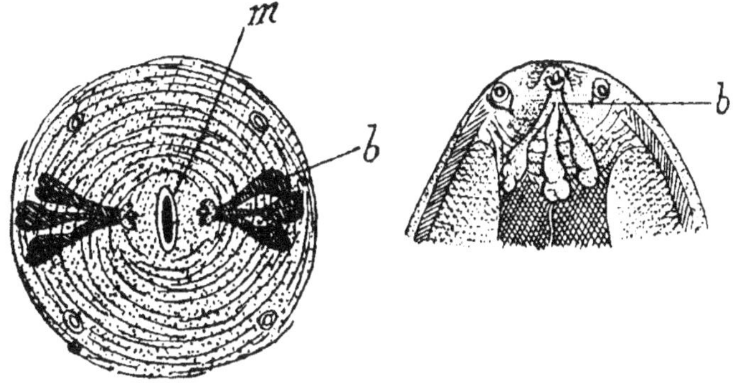

A   B

Fig. 11. — Extrémité céphalique de *Filaria tricuspis*, vue de face, d'après O. von Linstow. — *b*, appareil perforant : *m*, bouche.

paroi du corps, soit dans la ligne latérale, soit dans la ligne ventrale, par les organes génitaux ; il ne contient rien, ses parois sont aplaties l'une contre l'autre et il se termine en cul-de-sac ; l'anus fait défaut. Les champs latéraux, au niveau desquels la couche musculaire est interrompue, sont très développés : chacun d'eux occupe un sixième de la circonférence du corps ; von Linstow leur attribue une fonction absorbante.

Les œufs embryonnés ont été vus par Herbst dans le tissu conjonctif sous-péritonéal, à la surface de l'intestin, entre les lames du mésentère, dans le sang du cœur, dans le foie et çà et là dans des conglomérats visibles à l'œil nu.

Les embryons se retrouvent dans le sang, où Gros (de Moscou) les a signalés dès 1845 : bien que des myriades de ces vermisseaux se rencontrent dans le sang, les organes du Corbeau n'offrent aucune lésion qu'on puisse leur attribuer. Ces mêmes hématozoaires ont été vus en France par Follin, Rayer et Ch. Robin; en Suisse par Ecker; en Allemagne par Herbst, Borell, R. Leuckart et von Linstow; à Kazan par Jakimov; en Égypte par Sonsino; en Italie par Grassi. etc. D'après von Linstow, ils sont longs de 145 à 155 μ et larges de 5 μ 2; on n'y distingue encore aucun organe. Leur étroitesse, supérieure à celle des hématies, leur permet de se répandre dans tout l'appareil circulatoire.

Grassi s'est assuré que l'embryon, qui peut être sucé avec le sang par divers Poux du Corbeau ou du Geai, ne se développe chez aucun de ces Insectes. D'ailleurs, Ecker et Herbst ont trouvé sur l'estomac, l'intestin, le mésentère et les sacs aériens des Corbeaux, des kystes larges de 0^{mm}58 à 0^{mm}45 et contenant des larves de Filaires longues de 2^{mm}26 : dans tous les cas, on observait également ment des Filaires adultes dans la cavité générale et des embryons dans le sang. Si ces larves, pour lesquelles Diesing a proposé le nom de *Trichina affinis*, se rapportent réellement à la *Filaria tricuspis*, la transmission du parasite pourrait donc se faire aisément, quand des Corbeaux se repaissent du cadavre de leurs semblables.

Sous les tropiques, Manson a observé des hématozoaires chez divers Passereaux : *Gracupica nigricollis*, *Pica media*, *Corvus torquatus* et *Goura coronata*. Il indique leurs dimensions, mais on ne connaît pas encore la forme adulte et on ignore ses relations avec *Filaria tricuspis*, dont elle est sans doute bien distincte.

Filaria Mazzantii RAILLIET. 1895.

La femelle seule est connue. Elle est filiforme, d'un bleu cendré, sans stries, longue de 25 millimètres, large de $0^{mm}25$. L'extrémité antérieure est obtuse et arrondie, la postérieure est brièvement conique. La bouche est orbiculaire et inerme, l'anus terminal. La vulve est triangulaire, à $0^{mm}215$ de l'extrémité antérieure. Vivipare.

Un seul exemplaire de cette Filaire a été recueilli par Mazzanti sous la peau du cou d'un Pigeon messager. Le sang de cet Oiseau contenait des embryons de Nématode tout à fait semblables à ceux qui se trouvaient dans les utérus de la femelle : les uns étaient longs de 185 μ et à queue légèrement acuminée, les autres longs de 142 μ et à queue moins acuminée ou même obtuse.

Hématozoaires des Échassiers.

La première observation d'hématozoaires chez les Oiseaux est due à Barkow, qui aurait trouvé dans le ventricule droit du cœur d'un Héron (*Ardea cinerea*) deux Nématodes que l'on conserve, au dire de Creplin, au Musée zootomique de Greifswald.

Hématozoaires des Chéloniens

On ne sait rien encore de l'existence de Nématodes dans le sang des Reptiles, à moins que la *Filaria cistudinis*, décrite par Leidy comme provenant du cœur de la *Cistudo carolina*, ne soit un véritable hématozoaire : la description de cet auteur n'est pas suffisamment précise, et il est difficile de dire si l'helminthe a été trouvé dans l'épaisseur ou dans la cavité de l'organe.

Filaria rubella Rudolphi. 1819.

Synonymie : *Filaria Ranæ esculentæ*
Valentin, 1841.

Cette Filaire est parasite des Grenouilles (*Rana
esculenta. R. temporaria*). A l'état adulte, on
l'observe dans le tissu conjonctif sous-cutané et
intermusculaire, principalement de la région
sous-hyoïdienne et des cuisses (de Nabias et Sabrazès) ; on la trouve aussi enkystée dans le mésentère et à la surface du tube digestif, parfois même
libre dans l'estomac (Rudolphi). On peut retirer
jusqu'à six et huit Vers d'une même Grenouille :
le plus souvent ce sont des femelles. Les Vers
adultes peuvent aussi envahir les vaisseaux sanguins et lymphatiques.

Le mâle a été découvert par de Nabias et Sabrazès. Il accompagne les femelles et s'en distingue
par sa minceur, sa petite taille et l'enroulement
en spirale de son extrémité postérieure. Il est
cylindrique, d'aspect blanchâtre, long de 8 à
9 millimètres, large de $0^{mm}25$ au maximum. Il
présente deux spicules inégaux, dont le plus long
a 500 μ et le plus petit 160 μ, mais n'a qu'un seul
tube testiculaire aboutissant au cloaque. Autour
de ce dernier se voient des papilles en nombre
indéterminé.

La femelle est longue de 25 à 51 millimètres, large de 1 millimètre, blanchâtre, cylindrique, à peine effilée aux deux bouts. La bouche est petite, circulaire ; à son voisinage, on remarque quatre saillies chitineuses réfringentes, ayant la forme de dents minuscules, acérées à leur extrémité libre, larges de 8 μ à la base, longues de 12 μ et émergeant de 8 μ au-dessus de la cuticule. L'extrémité postérieure est atténuée en pointe mousse ; l'anus s'ouvre à sa face ventrale. Il y a deux ovaires très contournés autour du tube digestif et un vagin très étroit, long de 452 μ et débouchant à 800 μ environ de l'extrémité antérieure ; les tubes ovariens sont remplis d'œufs et d'embryons à tous les stades de leur développement.

Voici maintenant les caractères communs aux deux sexes :

La cuticule n'est pas striée. Les fibres musculaires sont très petites et du type cœlomyaire ; elles forment une couche continue autour du corps, en sorte qu'il n'existe ni ligne médio-dorsale, ni ligne médio-ventrale, ni champs latéraux. L'œsophage est cylindrique, à paroi musculaire épaisse. L'intestin est très large d'emblée, à paroi mince et de couleur jaune ; il est ordinairement rempli de globules sanguins.

La fécondation se fait dans le tissu conjonctif ; de Nabias et Sabrazès ont vu le mâle adhérer à la femelle.

Celle-ci est vivipare et les nombreux embryons auxquels elle donne naissance passent dans les vaisseaux sanguins. Par quelle voie pénètrent-ils? Les Vers adultes, comme on l'a vu, sont armés de saillies chitineuses très acérées, qui leur permettent sans doute de déchirer la paroi des vaisseaux pour y puiser le sang dont ils se nourrissent. On peut admettre que ces déchirures favorisent le passage direct des embryons dans l'appareil circulatoire : la viviparité et la situation de la vulve très près de la bouche semblent plaider en faveur de cette hypothèse.

Les embryons contenus dans le sang sont longs de 70 μ, larges de 4 μ, très agiles et analogues à ceux de la *Filaria sanguinis-hominis*, mais un peu plus courts et relativement plus épais. Ils n'ont ni tube digestif ni appareil perforant et ne présentent encore aucune trace de différenciation; ils ne résistent pas à la dessiccation.

Ces embryons ont été découverts en 1859 par Valentin. Ils ont été revus en 1842 par Carl Vogt, qui pensait que leur évolution tout entière se faisait chez la Grenouille; mais Chaussat, dès 1850, combattait cette opinion. De Nabias et Sabrazès sont d'avis que l'embryon passe par un hôte intermédiaire, chez lequel il arriverait à l'état larvaire.

Vulpian a démontré que la présence des hématozoaires coïncide toujours avec celle de Filaires adultes dans la cavité générale; il ne connaissait encore que la femelle, chez laquelle il constatait l'existence d'un nombre incalculable d'embryons vivants, semblables à ceux qui circulaient dans le sang. Sur 42 *Rana esculenta* examinées à ce sujet, Vulpian a trouvé les hématozoaires 8 fois. Sur 100 Grenouilles (*R. esculenta* et *R. fusca*), de Nabias et Sabrazès les ont trouvés 100 fois, mais un autre lot de 50 Grenouilles, examinées en automne, n'en a présenté aucun. Y aurait-il une influence saisonnière encore indéterminée?

Filaria obturans Prenant, 1885.

Prenant a décrit sous ce nom un Ver long de 15 à 20 centimètres provenant des artères branchiales du Brochet; il se trouve aussi parfois dans la cavité branchiale. Tous les individus observés étaient des femelles, ordinairement remplies d'embryons. Ceux-ci n'ont pas été recherchés dans le sang, qui doit les renfermer en grand nombre.

INDEX BIBLIOGRAPHIQUE

Les indications bibliographiques ci-dessous ne font pas double emploi avec celles que nous avons données précédemment dans notre *Traité de zoologie médicale* et dans notre *Bibliographie des hématozoaires.* (Bulletin de la Société zoologique de France, XII, p. 500, 1887.)

OUVRAGES GÉNÉRAUX

R. Blanchard, *Hématozoaires.* Dictionn. encycl. des sc. méd., (4), XIII, p. 45-75, 1887. — T. Sp. Cobbold, *Parasites: a treatise on the entozoa of man and animals.* London, 1879. — C. Davaine, *Traité des entozoaires et des maladies vermineuses de l'Homme et des animaux domestiques.* Paris, 2ᵉ éd., 1877. — J. Dewitz, *Die Eingeweidewürmer der Haussäugetiere.* Berlin, 1892. — G. Neumann, *Traité des maladies parasitaires non microbiennes des animaux domestiques.* Paris, 2ᵉ éd., 1892. — Ed. Perroncito, *I parassiti dell' uomo e degli animali utili.* Bologna-Milano-Napoli, 1882. — Id., *Trattato teorico-pratico sulle malattie più comuni degli animali domestici.*

Torino. 1886. — A. RAILLIET, *Eléments de zoologie médicale et agricole.* Paris. 2e édition, 1894. — J. RITZEMA Bos, *De dierlijke parasieten van den mensch en de huisdieren.* Zwolle, 1888. — F. A. ZÜRN, *Die tierischen Parasiten auf und in dem Körper unserer Haussäugetiere.* Weimar, 2. Auflage, 1882.

HÉMATOZOAIRES DU GROUPE DES TRÉMATODES

Fasciola hepatica.

R. BLANCHARD, *Notes sur quelques Vers parasites de l'Homme.* Comptes rendus de la Société de biologie. (9), III. p. 604. 1891. — J. BAUHIN, cité par Th. BONET, *Sepulchretum sive anatomia practica.* Genevae, 2 vol. in-folio. 1677. Voir tome II. p. 1510. lib. IV. *sectio* 1. *observatio* LX, § 11. — R. W. BURKE, *Distoma hepaticum in the lungs of animals.* The veterinarian, LIX, p. 470. 1886. — STEF. DELLE CHIAJE, *Ricerche intorno all' esistenza del Polistoma del sangue umano.* Annali univ. di medicina. LXXXIV. p. 1-19. 1857. Il progresso delle sc.. delle lett. e delle arti. Napoli. IX, p. 76-90. 1855. Analysé dans Froriep's Neue Notizen. IV. p. 245. 1857. et dans Isis. p. 51. 1845. — C. CURTICE, *Distoma in liver and lungs of cattle.* American veterinary review. XI. p. 599. 1887. — DUGUID, cité par A. C. COPE, *Flukes in the lungs of cattle.* The veterinarian, LX. p. 585. 1887. — H. C. J. DUNKER, *Distomeen im Schweinefleisch.* Zeitschrift f. mikr. Fleischschau. II, nos 5. 20. 21. passim. 1881. — HERTWIG, *Bericht über die städtische Fleischbeschau in*

Berlin, 1885-86. Cité par Friedberger et Fröhner, *Pathologie et thérapeutique spéciales des animaux domestiques*. Paris, 1890. — Jehan de Brie. *Le bon Berger ou le vray régime et gouvernement des Bergers et Bergères*. Réimprimé à Paris par Is. Lisieux. en 1879, sur la deuxième édition (Paris, chez Denys Jonot. 1542). La première édition de cet ouvrage est parue à Paris, sans date, vers 1500 ; la dernière est parue à Louvain, en 1594. Voir p. 54. chap. II ; p. 95. chap. XI ; p. 152. chap. XXVII. — Lindqvist, Tidskrift for Veterinärmedicin. p. 180, 1882. — W. Littlewood, *Flukes in the lungs of cattle*. The Veterinarian, LX, p. 546, 1887. — A. Lucet, *Distomatose du poumon (Vache)*. Recueil de méd. vétérinaire, p. 548. 1890. — Id., *Distomatose de la rate (Vache)*. Ibidem. p. 549. — A. Lutz, *Zur Lebensgeschichte des* Distoma hepaticum. Centralblatt für Bakteriol., XI, p. 785. 1892. — P. Mégnin, *Tubercules des poumons chez une Vache causés par des Douves* (Distoma hepatica). Comptes-rendus de la Soc. de biologie. (7). IV. p. 221. 1882. — Ch. Morot, *Etudes statistiques sur la distomatose pulmonaire des Bovidés*. Recueil de médecine vétér.. p. 64. 1887. — Id., *Kystes produits par la Douve du foie dans le tissu inter-musculaire et à la face interne des parois thoraciques des Bovidés*. Bull. de la Soc. centrale de méd. vétér.. p. 58. 1887. — Id., *Kyste produit par un Distome hépatique situé à la face interne de la paroi abdominale d'une Vache*. Ibidem, p. 57..1889. — Id., *Sur divers cas de Douves erratiques chez la Vache*. Ibidem. p. 191. 1890. — Id., *Concrétion bronchique volumineuse due à la présence d'une Douve dans le poumon gauche d'une Vache*. Ibidem. p. 407. 1890. — Id., *Eruption pseudo-*

tuberculeuse étendue, produite par les Distomes hépatiques à la face interne de l'abdomen d'une Vache. Recueil de méd. vétér., p. 752. 1890. — A. J. MURRAY, *Distoma hepaticum infesting the lungs of cattle.* American veter. Review, p. 100. 1882. — A. RAILLIET et Ch. MOROT, *Le Distome hépatique dans le poumon du Bœuf.* Bull. de la Soc. centr. de méd. vétér., p. 285, 1885. — S. RIVOLTA, *Noyaux du poumon du Bœuf formés par des Distomes.* Journal des vétér. du Midi, p. 473. 1869. — RUSER, *Beobachtungen aus dem Schlachtofe zu Kiel. Distomen in Lungen.* Berliner thierärztl. Woch., p. 548. 1892. — A. SCHAPER, *Die Leberegelkrankheit der Haussäugethiere. Eine ätiologische und pathologisch-anatomische Untersuchung.* Deutsche Zeitschr. f. Thiermed., XVI, p. 1, 1889. — G. SODERO, *Sulle cisti da Distomi epatici.* La Clinica veter., XV, p. 161. 1892. — TAPKEN, *Zur Lungenwurmkrankheit des Rindes.* Monatshefte f. prakt. Thierheilkunde. II, p. 241. 1891. — P. WILLACH, *Distomenbrut in den Lungen des Pferdes.* Archiv für wiss. und prakt. Thierheilkunde. XVIII. p. 148. 1892. — ID., *Distomenbrut im Muskelfleische eines Bullen.* Ibidem. p. 259.

Mesogonimus Westermanni.

M. MIURA, *Fibröse Tuberkel bedingt durch Parasiteneier.* Virchow's Archiv. CXVI. p. 510. 1890. — OTANI, cité par Yamagiwa. — K. YAMAGIWA, *Beitrag zur Aetiologie der Jackson'schen Epilepsie.* Ibidem. CXIX. p. 447, 1891. — ID., *Ueber die Lungendistomen-Krankheit in Japan.* Ibidem. CXXVII. p. 446. 1892.

Schistosomum haematobium.

Bulletin médical, II. p. 918. 1888; IV. p. 281. 1890.
J. F. ALLEN, *Parasitic haematuria, or bloody urine*.
The Practitioner. XL. p. 510. 1888. — R. BLAN-
CHARD. *Notes d'helminthologie*. Association franç.
pour l'avanc. des sc. Congrès d'Oran. I. p. 195.
1888. — BOWLBY, *Bilharzia*. The Lancet. I. p. 786.
1889. — J. BRAULT, *Présentation d'un cas de bilharziose contractée en Tunisie et observée à Lyon
en juin* 1891. Lyon médical. LXVII. p. 449. 2 août
1891.—ID., *Relation d'un cas de bilharziose contractée
en Tunisie et observée à Lyon*. Gazette hebdom. de
méd. et de chir.. p. 582. 8 août 1891 (même article
que le précédent). — ID., Bilharzia haematobia *en
Tunisie*. Ibidem. p. 409. — G. S. BROCK. *Anatomy
and physiology of the* Bilharzia *ovum*. The Lancet.
II, p. 622. 1895. — ID.. *On the* Bilharzia haematobia. Journal of pathology and bacteriology, II.
p. 52, 1895. — CAHIER. *Note sur les œufs et l'embryon de* Bilharzia haematobia. Comptes-rendus de
la Soc. de biol.. p. 570. 1892. — M. CHAKER. *Étude
sur l'hématurie d'Égypte causée par la* Bilharzia
haematobia. Thèse de Paris. in-8° de 72 p.. 1890.
— P. CHEVREAU et E. L. DE CHAZAL. *Étude sur la*
Bilarzia hematobia *à l'île Maurice*. Bull. de la Soc.
méd. de l'île Maurice. 4 juin 1890. Maurice, in-8° de
44 p.. 1890. — G. COLLORIDI. *La* Bilharzia haematobia *dell' uomo ed i fenomeni morbosi cagionati da
essa*. Giornale internaz. di sc. med.. XIII. p. 851.
1891. — C. H. EYLES. Bilharzia haematobium *in
West Africa*. The Lancet. II. p. 659. 1887. —
G. FRITSCH. *Zur Anatomie der* Bilharzia haema-

tobia *Cobb*. Archiv f. mikr. Anat., XXXI. p. 192, 1888. — R. Harrison. *Specimens of* Bilharzia *affecting the urinary organs*. The Lancet. II. p. 165, 1889. — E. B. Hartley. *Bilharzia haematobia*. Ibidem. II. p. 214. 1887. — Moty. *Note sur les urines bilharziennes*. Compte-rendu de la Soc. de biologie. p. 51. 1893. — O. Napier. *Bilharzia haematobia*. Glasgow med. journal. XXVIII. p. 460. 1887. — Nitze. *Hématurie provoquée par le* Distoma haematobium. Semaine méd., XI. p. 40. 1891. — J. A. Nunn. *The* Bilharzia haematobia. Veterinary journal, XXVII. p. 407. 1888. — A. Railliet. *Observations sur l'embryon du* Gynecophorus haematobius *Bilharz*. Bull. de la Soc. zool. de France, XVII, p. 161. 1892. — G. Rathelot. *Contribution à l'étude de la* Bilharzia haematobia. Thèse de Paris, 1892. — P. Sonsino, *Sviluppo, ciclo vitale e ospite intermedio della* Bilharzia haematobia. Processi verbali della Soc. toscana di sc. nat., 1893. — Id., *Aggiunta alla precedente nota sullo sviluppo della* Bilharzia haematobia. Ibidem, 21 gennaio 1894. — Id., *Discovery of the life history of* Bilharzia haematobia *(Cobbold)*. The Lancet. II. p. 621. 1893. — H. Villeneuve. *Note sur un cas de* Bilharzia haematobia. Marseille médical. p. 521. 30 juin 1891. — Id., Bilharzia haematobia *en Tunisie*. Gazette hebdom. de méd. et de chir., p. 598. 15 août 1891. — Id., *Bilharziose en Tunisie*. Ibidem, p. 421. 1891 — Id., *La bilharziose en Tunisie*. Association franç. pour l'avanc. des sc., II, p. 556, 1891. — Id., *La bilharziose en Tunisie*. Marseille médical, p. 155. 1892.

Schistosomum bovis.

BOMFORD. *Note on eggs of* Distoma (Bilharzia) haematobium *found in transport cattle, Calcutta.* Scientific memoirs by med. officers of the army of India. pt 2. 1887. Quarterly journal of veter. sc. in India. V. p. 545. 1887. — B. GRASSI e G. ROVELLI. *La Bilharzia in Sicilia.* Rendiconti dell' Accad. dei Lincei. (4). IV. 17 giugno 1888. — P. SONSINO. *Nouvelles recherches sur les hæmatozoaires de l'Homme en Égypte.* Compte-rendu du Congrès périodique internat. des sc. méd. 5ᵉ session. Genève 1877, p. 651.

HÉMATOZOAIRES DU GROUPE DES NÉMATODES

Strongylus vasorum.

C. BAILLET, *Dochmius trigonocephalus, Strongylus trigonocephalus.* Journal des vétérinaires du Midi, p. 72, 1854. — ID., *Étude comparative des caractères et de l'organisation du* Dochmius trigonocephalus Duj. *et du Ver des vaisseaux et du cœur chez le Chien.* Ibidem, p. 49. 1862. — LAFOSSE. Revue vétér., p. 199. 1876. — F. LAULANIÉ, *Sur une tuberculose parasitaire du Chien.* Comptes-rendus de l'Académie des sc., XCIV, p. 48. 1882. — F. MAURI, *Deux cas de strongylose chez le Chien.* Revue vétér., p. 371. 1889. — RAILLIET et CADIOT, *Strongylose du cœur et du poumon chez un Chien.* Compte-rendu de la Soc. de biologie, p. 482. 1892. — ID., *Essais de transmission du* Strongylus vasorum *du Chien au Chien;*

résultats négatifs. Ibidem. p. 702, 1892. — SERRES, *Entozoaires trouvés dans l'oreillette droite du cœur, le ventricule correspondant et l'artère pulmonaire d'un Chien.* Journal des vétér. du Midi. p. 70, 1854.

Scelerostomum equinum.

CADIOT, *Thrombose parasitaire de l'artère coronaire gauche chez l'Âne.* Recueil de méd. vétér., (7). X, p. 57. 1895. — MICHALIK, *Lungenbluten bei einem Pferde durch* Strongylus armatus *verursacht.* Berliner thierärztl. Wochenschrift. p. 97. 1892.

Filaria immitis.

Exposition universelle de 1889, *à Paris. Note explicative des objets exposés par l'École agricole et forestière de Komaba. Ministère de l'agriculture et du commerce, Tokio (Japon).* Paris. in-8º de 156 p., 1889. Voir p. 95. Cette notice, non signée, semble être due à Janson. — A. CAVAZZINI, *Ipertossicità delle urine in un caso di* Filaria immitis. Gazzetta degli ospitali, p. 1411. 1892. — DAGES, cité par RAILLIET, *Deux observations de filariose cardiaque chez le Chien.* Bull. et Mém. de la Soc. centrale de méd. vétér.. (2). X, p. 571, 1892. — B. GRASSI, *Beiträge zur Kenntniss des Entwicklungscyclus von fünf Parasiten des Hundes....* Centralbl. f. Bakteriol. und Parasitenkunde, IV. p. 609, 1888. — ID., *Nachtrag zu meinem Aufsatze : « Beiträge... »* Ibidem, p. 776. — R. HORST. *On Filaria specimens from the right ventricle of the heart of* Felis onca. Notes from the Leyden Museum. II. p. 16, 1880. Tijdschrift der nederl. dierkund. Vereeniging. (2), II. Afl. 3, p. 12. 1888. — J. L. Janson und Tokishige, Filaria immitis *und andere bei Hunden in Japan vorkommende Parasiten.* Mittheil. der deutschen Ges. für Natur- und Völkerkunde Ostasiens in Tokio. V. p. 349, 1892. avec une planche. Même mémoire, mais sous le nom de Janson seul et sans planche. in Archiv für wis. und prakt. Thierheilkunde. XVIII, p. 63. 1892. — Janson. Filaria immitis *bei einem japanischen Wolf.* Berliner thierärztl. Wochenschrift, p. 580. 1892. — P. S. de Magalhães, *Die* Filaria Bancrofti *Cobbold und die* Filaria immitis *Leidy.* Centralblatt für Bakteriol., XII, p. 511. 1892. — S. D. van Meter. *The* Filaria immitis. International med. Magazine, I. n° 10, p. 1060. 1892. — A. Railliet. Recueil de méd. vétér., p. 155. 1890. — M. Rieck, *Ueber* Filaria immitis *und ihre Embryonen im Blute von Hunden.* Deutsche Zeitschr. f. Thiermed., XIV. p. 411. 1889. — V. Sokolov. *Un cas de présence de* Filaria immitis *dans le cœur du Chien.* Travaux de la Soc. des naturalistes de l'Université de Kharkov. XV. p. xxi, 1888. — P. Sonsino. *The life-history of a haematozoon.* British med. Journal. II, p. 100. 1888.

Filaria recondita.

S. Calandruccio, *Descrizione degli embrioni e delle larve della* Filaria recondita *(breve nota).* Bollettino mens. dell'Accad. gioenia di sc. nat. Catania, n°ˢ 23-24, 1892. — Id., *Descrizione degli embrioni e delle larve della* Filaria recondita *(Grassi).* Atti dell'Accad. gioenia, (4). V. 1892. — B. Grassi,

Ciclo evolutivo della Spiroptera (Filaria) sanguinolenta. Catania, in-8° de 5 p., 14 aprile 1888. — ID., *Ancora sul ciclo evolutivo della* Spiroptera sanguinolenta *e sulle larve di Nematodi della Pulce.* Saronno, in-8° de 5 p., 12 luglio 1888. — ID., *Beiträge zur Kenntniss des Entwicklungscyclus von fünf Parasiten des Hundes....* Centralbl. f. Bakteriol., IV. p. 609, 1888. — B. GRASSI und S. CALANDRUCCIO, *Ueber Haematozoon Lewis, Entwickelungscyclus einer* Filaria (Filaria recondita *Grassi) des Hundes.* Centralblatt für Bakteriol., VII, p. 18, 1890. — GRUBY et DELAFOND, *Deuxième note sur l'altération vermineuse du sang des Chiens par l'hématozoaire du genre Filaire.* Comptes rendus de l'Acad. des sc., XVIII. p. 687, 1844. — ID., *Troisième mémoire sur le Ver filaire qui vit dans le sang du Chien domestique.* Ibidem, XXXIV. p. 9. 1852. — T. R. LEWIS, *Pathological significance of Nematode haematozoa.* 10th annual Reports. Calcutta, 1873. The indian Annals of med. sc.. XXXIV, 1873. — ID., *Remarks regarding haematozoa found in the stomach of Culex mosquito.* Proceed. asiatic Soc. of Bengal, p. 89, 1878. — P. SONSINO, *Ricerche sugli ematozoi del Cane e sul ciclo vitale della Tenia cucumerina.* Atti della Soc. toscana di sc. nat., X, 1888. — ID., *Notizie elmintologiche. — 1. Sul ciclo vitale di un Nematode ematozoo del Cane.* Processo verbale della Soc. tosc. di sc. nat., 1 luglio 1888. — ID., *Notizie elmintologiche.* Ibidem. 15 gennaio 1889.

Filaria sanguinis hominis.

ABBOTT. *Case of elephantiasis Arabum.* British med. Journal. 9 mai 1891. — J. BANCROFT, *On Filaria.*

Transact. of the 2nd session of the intercolonial med. Congress of Australasia, p. 49. 1889. — K. BIELILOVSKY. Chir. liétopis. II. 1892 (en russe). — BULHOES RIBEIRO. *Caso raro de elephantiasis dos Arabes*. Revista dos cursos theoricos e praticos. III. n° 5, p. 217, 1887. — J. CASTERA. *Étude sur les rapports de l'éléphantiasis des Arabes avec la Filaire du sang*. Thèse de Paris. 1892. — CÉGAN. *De l'éléphantiasis exotique, ses rapports avec la Filaire du sang*. Thèse de Paris, 16 mai 1894. — CHAPOT PRÉVOST. Brazil medico. n° 24. 1892. — A. CROMBIE. *The treatment of* Filaria sanguinis hominis. The Lancet. II. p. 566, 1892. — TH. CH. FLORAS. *Ueber einen Fall von Elephantiasis Arabum*. Archiv f. klin. Chir., XXXVII, p. 598. 1888. — H. GROS. *Quelques considérations sur l'éléphantiasis examiné surtout au point de vue de l'étiologie*. Arch. méd. nav., LVII. p. 565. 1892. — GUYOT. *Un cas d'éléphantiasis indigène observé à Brest*. Ibidem. LVIII. p. 192. 1892. ID., *Autre cas d'éléphantiasis des Arabes développé en Bretagne*. Ibidem, LIX, p. 115. 1895. — G. HOUELLIER, *Contribution à l'étude de la filariose et en particulier de l'hémato-chylurie endémique des pays chauds, une de ses principales manifestations*. Thèse de Montpellier, 1895. — E.-S. JACKSON. *What effect has the* Filaria sanguinis hominis *upon its human host in Queensland?* Australasian med. journal. p. 260. 1895. — A. LABOULBÈNE. *Sur un cas de Filaire hématique chez l'Homme*. Bull. de l'Académie de méd., p. 881, 1888. — LANCEREAUX. *La filariose*. Ibidem. p. 545, 1888. — E. LAWRIE. *The cure of chyluria, depending on* Filaria *in the blood, by thymol*. The Lancet. I. 14 febr. 1891. — LE DENTU. *Examen histologique d'un testicule atteint de lésions* éléphantiasiques. Bulletin méd., IV, p. 765, 1890. — O. von Linstow. *Ueber* Filaria Bancrofti *Cobbold.* Centralbl. f. Bakteriol., XII, p. 88, 1892. — J. A. M. Lucas. *Des manifestations pathologiques dues à la présence de la* Filaria sanguinis hominis *dans l'organisme humain.* Thèse de Bordeaux, 1895. — P. S. de Magalhães. *A pretensa « nova Filaria » do Sr. professor Chapot Prevost.* Gazeta med. da Bahia, XXIV, p. 11, 1892. — Id., *Note à propos des manifestations chirurgicales de la filariose.* Revue de chirurgie, 1892. — J. Maitland. *Two cases of filarial disease.* Transact. of the South Indian branch of the british med. Assoc., Madras, p. 9, 1889. — Id., *A case of « filarial disease » of the lymphatics in which a number of adult Filariae were removed from the arm. With a description and identification of the* Filariae. by P. Manson. British med. journal, I, 1894. — P. Manson, *The* Filaria sanguinis hominis major *and* minor, *two new species of haematozoa.* The Lancet, I, p. 4, 1891. — Id., Filaria sanguinis hominis diurna *et* perstans. Revue d'hyg., XIII, p. 754, 1891. — Id., *La Filaire du sang et la maladie du sommeil des nègres.* Revue scientif., II, p. 516, 1891. — Id., *The geographical distribution, pathological relations, and life history of* Filaria sanguinis hominis diurna *and of* Filaria sanguinis hominis perstans, *in connexion with preventive medicine.* Transact. of the 7th internat. Congress of hygiene and demography, I, p. 79, 1892. — Id., *The treatment of* Filaria sanguinis hominis. The Lancet, II, p. 765, 1892. — Id., *On the production of artificial ecdysis in the* Filaria sanguinis hominis nocturna, *and the significance of the sheath and cephalic armature of his parasite.* British med. journal, I, p. 792, 1895. — Id., *The* Filariae sanguinis hominis *and* Filaria *disease*, in Andrew Davidson, *Diseases of warm climates*, p. 758, 1895. Voir aussi p. 505, 944 et 961. — W. M. Mastin, *The history of the* Filaria sanguinis hominis, *its discovery in the U. S., and especially the relationship of the parasite to the chylocele of the tunica vaginalis testis.* Annals of surgery, p. 521, 1888. — R. Matas, *An imported case of* Filaria sanguinis hominis (*parasitic chylocele*) *in New Orleans*. New Orleans med. and surg. journal, p. 501, 1890-1891. — Mondon, *Éléphantiasis des grandes lèvres. Tumeurs pesant 25 kilogrammes. Opération. Guérison.* Archives de méd. nav., LVII, p. 295, 1892. — Moty, *Contribution à l'étude de la filariose.* Revue de chir., XI, p. 1, 1892. — Id., *Note sur les urines bilharziennes.* Compte rendu de la Soc. de biologie, p. 51, 1895. — Murata, *Zur Kenntniss der Chylurie.* Mittheil. aus der med. Facultät der k. japanischen Universität, I, 1887-1889. — W. Myers, *Further observations on* Filaria sanguinis hominis *in South Formosa.* Med. Reports of the imp. maritime Customs in China, XXXII, 1886-1887. Revue d'hyg., X, p. 640, 1888. — B. de Nabias et J. Sabrazès, *Sur les embryons de la Filaire du sang chez l'Homme.* Comptes rendus de la Soc. de biol., p. 455, 1892. — Robert, *Lymphangiectasie des régions inguino-scrotales. Filariose.* Bulletin méd., V, p. 174, 1891. — R. Sabouraud, *Parasitologie de l'éléphantiasis nostras.* Ibidem, VI, p. 879, 1892. — P. G. de Saussure, *A clinical history of 22 cases of* Filaria sanguinis hominis, *seen in Charleston, S. C., from 1886 to may 1890.* Med. News, p. 704, 1890. — L. Secrétan, *Un cas d'épanchement chyli-*

forme du péritoine. Revue méd. de la Suisse romande. 1887. — A. J. P. DA SILVA ARAUJO, *Memoria sobre a filariose ou a molestia produzida por uma nova especie de parasita cutaneo*. Bahia, in-8° de 59-86 p. avec 2 pl., 1875. — ID., *Tratamento da elephancia pela electricidade*. Gazeta med. da Bahia. n° 10. 1879. — DA SILVA LIMA, *Novas Filarias no sangue humano*. Gazeta med. da Bahia, p. 406 et 445. 1891. — R. M. SLAUGHTER, Filaria sanguinis hominis. *The discovery and prevalence of the disease in the United States : report of two new cases*. Practice, p. 529. 1891. — ID., *Two new cases of* Filaria sanguinis hominis. Medical news. II, p. 649. 1891. — L. TEICHMANN, *Naczynia limfatyczne w sloniowacinie* (elephantiasis Arabum). Wydawnictwo Akademii umiejętności w Krakowie. Cracovie. in-4° de 54 pages, avec atlas in-folio de 5 pl., 1892. — A. J. ZUNE, *Urines chyleuses et hématochyleuses*. Paris, in-8° de 82 p., 1892. — ID., *Mémoire sur la filariose*. Paris, in-8° de 51 p., 1891.

Filaria romanorum orientalis.

AL. SABGANI, *Filaria romanorum orientalis*. Wiener med. Presse. XXIX. n° 7, p. 222, 1888.

Filaria equina.

DECPSER. *Zur Entwicklungsgeschichte der* Filaria papillosa. Zoologischer Anzeiger. XV, p. 129. 1892. — E. MAZZANTI, *Contributo all' etiologia dei noduli epatici del cavallo*. Il moderno zooiatro, I. p. 145,

1890. — C. WARDELL STILES, *Notes on parasites.* — 5. *A word in regard to the* Filariidae *found in the body cavity of Horses and Cattle.* The journal of comp. med., march 1892.

Filaria Evansi.

O. DELAFOND et H. BOURGUIGNON, *Traité pratique d'entomologie et de pathologie comparées de la psore ou gale de l'Homme et des animaux domestiques.* Paris, in-4°, 1862. Voir p. 579. — A. GOUBAUX, *Note sur les ganglions et les vaisseaux lymphatiques du Dromadaire* (Camelus dromedarius). Compte rendu de la Soc. de biologie, (1), V, p. 85, 1855. — T. R. LEWIS, *Nematoid haematozoon from a Camel.* Proceed. of the asiatic Soc. of Bengal, p. 65, 1882. Journal of the R. micr. Soc., (2), II, p. 509, 1882.

Hématozoaires des Édentés.

DA SILVA ARAUJO, *A* Filaria immitis *e a* Filaria sanguinolenta *no Brazil.* Gazeta med. da Bahia, (2), III, n° 7, julho 1878. Voir la note au bas de la première page.

Filaria tricuspis.

A. FEDTSHENKO, Société des amis des sc. nat. à Moscou, X, p. 10, 1874. — ID., *Sur une nouvelle espèce de Filaire du Turkestan.* Ibidem, LIX, p. 158, 1890 (en russe). — O. VON LINSTOW, *Ueber* Filaria tricuspis *und die Blutfilarien der Krähen.* Archiv für Naturg., p. 292, 1891. — P. Manson. J. R. Somerville. etc., *Observations on* Filariae. Journal of the Quekett micr. club, VI, p. 58-80, 130-140. 1880.

Filaria Mazzantii.

E. Mazzanti, *Elmintiasi ematica da embrioni di Filaria nel piccione.* Il moderno zooiatro. II. p. 186, 1891.

Filaria rubella.

De Nabias et Sabrazès, *La Filaire du sang des Grenouilles; découverte du mâle.* Journal de méd. de Bordeaux. XXII. p. 474, 1892. Semaine méd., XII, p. 401, 1892.

TABLE DES MATIÈRES

TABLE ANALYTIQUE DES MATIÈRES

Les noms des auteurs cités sont imprimés en petites capitales ; les noms scientifiques des animaux cités (helminthes ou autres) sont imprimés en *italiques*.

28510. — Imprimerie LAHURE, rue de Flourus, 9, à Paris.

Vésicatoire et Papier
D'ALBESPEYRES
Exiger la signature

Sirop et Pâte
BERTHÉ
EXIGER LE TIMBRE OFFICIEL
Sirop: 3 fr. Pâte: 1.60,

OVULES, BOUGIES, CRAYONS
Boîte) **CHAUMEL** (5 fr.)

Suppositoires Chaumel
SOUVERAINS contre la CONSTIPATION
Suppositoires Adultes : 3 fr., Enfants : 2 fr.

Capsules Raquin
au COPAHU, au COPAHIVATE de
SOUDE, au CUBEBE, au SALOL, au
SALOL-SANTAL,
à l'ESSENCE de SANTAL, au GOUDRON
à la TEREBENTHINE.

La dentition des enfants
ne se fait bien qu'avec le
SIROP DELABARRE
3 fr. 50 le flacon, *exiger le* TIMBRE DE L'ÉTAT

Aucun remède n'est aussi effi-
cace contre l'ASTHME que le
PAPIER ou les CIGARES
BARRAL
Bte Papier 5 fr.; 1/2 Bte Papier ou Bte Cigares 3 fr.

CATARRHES

VERS DU SANG.

ANTISEPSIE

DES

VOIES URINAIRES

PAR LES

CAPSULES SALOLÉES

DE

Ces capsules renferment le **SALOL** à l'état
de dissolution, c'est-à-dire sous la forme la
plus active et la mieux assimilable des préparations antiseptiques préconisées dans les
affections bacillaires.

SANTAL SALOLÉ — OLÉO-SALOL
EUCALYPTOL ET TÉRÉBENTHINE SALOLÉS
ESSENCE DE TÉRÉBENTHINE SALOLÉE
COPAHU SALOLÉ

ET TOUTES LES PHARMACIES

CHATEL-GUYON SOURCE Gubler

CONSTIPATION

Obésité, Dyspepsie, Congestions, etc.

Pour Commandes et Renseignements : 5, rue Drouot, PARIS

HYDRO-GEMMINE LAGASSE

EAU DE PIN GEMMÉ CONCENTRÉE

Affections des voies respiratoires, de la gorge, des reins, de la vessie

VENTE EN GROS : 5, rue Drouot, PARIS

Aux Étudiants et Docteurs

Une Caisse **St-LEGER** Une Caisse

GRATIS FRANCO

Sur simple demande adressée à la Cⁱᵉ DE POUGUES

PARIS — 22, Chaussée-d'Antin, 22 — PARIS

LA MEILLEURE EAU PURGATIVE

CARABANA

La seule approuvée par l'Académie de Médecine, exerçant, outre l'effet purgatif, une **action curative sur les organes malades.**

ROYAT GOUTTE RHUMATISME

Affections de l'estomac, des voies respiratoires et de la peau

CASINO — THÉATRE — CERCLE

Commandes et Renseignements : **5, rue Drouot, PARIS**

MÉDICATION CHLORHYDRO-PEPSIQUE

CHLORHYDRO-PEPSIQUES
DOSES : *1 Verre à liqueur, ou 2 ou 3 pilules par repas.*
Dans les **DYSPEPSIES**, **L'ANOREXIE**, les **VOMISSEMENTS DE LA GROSSESSE**, etc

Liqueur et Pilules **LAPRADE**
Le plus assimilable des ferrugineux, n'occasionne jamais de troubles
gastro-intestinaux. — C'est le fer gynécologique par excellence (Dr Thiébaud).
DOSE : *1 Cuillerée à liqueur ou 2 à 3 pilules à chaque repas.*

VIN DE BAYARD, le plus puissant reconstituant.
2 à 3 verres à liqueur par jour.

PARIS

Cet aliment, **dont la base est le bon lait,** *est le meilleur pour les enfants en bas âge : il supplée à l'insuffisance du lait maternel, facilite le sevrage.*

En outre, pour les **adultes convalescents** *ou* **valétudinaires,** *cet aliment constitue une nourriture à la fois légère et substantielle.*

ET DANS TOUTES LES PHARMACIES

Vin Iodo-tannique Phosphaté
SUCCÉDANÉ DE L'HUILE DE FOIE DE MORUE
Le VIN GIRARD rigoureusement dosé, contient par verre à madère :

Iode...................... 0 gr. 075 milligrammes.
Tannin.................... 0 gr. 50 centigrammes.
Lacto phosphate de chaux. 0 gr. 75 centigrammes.

Le VIN GIRARD, *outre les éléments constitutifs de l'huile de foie de morue, renferme les principes de substances toniques et apéritives qui stimulent les fonctions de l'appareil digestif.*

Maladies de poitrine, Engorgements ganglionnaires, Cachexies, Déviations, Rhumatismes, Convalescences, Asthmes, Catarrhes, Bronchites, Affections cardiaques, Accidents tertiaires spécifiques et toutes affections ayant pour cause la faiblesse générale et l'anémie

DOSE : Trois verres à madère par jour avant ou après le repas.

Le SIROP GIRARD jouit des mêmes propriétés et possède les mêmes éléments

LE FLACON : 4 FRANCS

A
GROS. 17, rue de Tournon et 22, rue de Condé, Paris

EN VENTE

106, *Boulevard Saint-Germain, PARIS*

EXTRAIT DU CATALOGUE GÉNÉRAL

publié sous la direction de MM. G.-M. Debove, professeur à la Faculté de médecine de Paris, et Ch. Achard, médecin des hôpitaux de Paris. — Conditions de la publication : *Le Manuel de médecine* comprendra huit volumes, ainsi distribués :

I. Maladies de l'appareil respiratoire. — II. Maladies de l'appareil circulatoire et du sang. — III et IV. Maladies du système nerveux — V. Maladies du tube digestif et du péritoine. — VI. Maladies du foie et des reins. — VII et VIII. Maladies générales.

VOLUMES DÉJA PARUS :

PREMIER VOLUME

Maladies de l'appareil respiratoire. 1 vol., relié en peau pleine souple... **10** »

LIBRAIRIE RUEFF ET Cie, ÉDITEURS

DEUXIÈME VOLUME

Maladies de l'appareil circulatoire et du sang, 1 vol., relié en peau pleine souple.. 10 »

TROISIÈME VOLUME

Maladies du système nerveux, 1 vol., relié en peau pleine souple, avec 51 figures dans le texte, dont 23 en couleurs...... 16 »

QUATRIÈME VOLUME

Maladies du système nerveux (deuxième partie). 1 vol., relié en peau pleine souple, avec 11 figures dans le texte .... 16 »

CINQUIÈME VOLUME

Maladies du tube digestif et du péritoine, 1 vol., relié en peau pleine souple.............. .... 16 »

par le Dr G.-M. DE-BOVE, membre de l'Académie de médecine, professeur à la Faculté de médecine, médecin de l'hôpital Andral, et le Dr A. RÉMOND (de Metz), professeur agrégé à la Faculté de médecine de Toulouse. 1 vol. in-8° raisin, reliure d'amateur, tête dorée .... 12 »

par le Dr A. MATHIEU. 1 vol. in-8° carré, reliure d'amateur, tête dorée... .... 8 »

par le Dr DOYEN, de Reims. — *Sous presse.*

par le Dr JULES COMBY, médecin de l'hôpital Tenon. 1 vol. de 900 p., reliure d'amateur, peau pleine rouge, tête dorée............................ 12 »

Thérapeutique et prophylaxie des maladies des enfants, par le Dr JULES COMBY, médecin de l'hôpital Tenon et des dispensaires pour enfants malades de la Société philanthropique. 1 vol. in-16, reliure d'amateur maroquin écrasé, tête dorée .... 10 »

par le Dr E. PÉRIER. 1 vol. — *Sous presse.*

par le Dr PAUL RAYMOND, ancien interne des hôpitaux, lauréat de l'Académie de médecine, lauréat de la Faculté de médecine. Ouvrage couronné par l'Académie de médecine (Prix de l'Hygiène de l'enfance, 1892). 1 vol. in-16, broché............. 2 50

par le Dr HENRI COLIN, ancien interne des asiles de la Seine et de l'Infirmerie spéciale du Dépôt, médecin adjoint des asiles d'aliénés de la Seine; préface de M. le professeur CHARCOT, avec 82 figures dans le texte et 8 planches ophtalmologiques hors texte. 1 vol. in-8°, br. 5 »

par le Dr PAUL BLOCQ, chef des travaux d'anatomie pathologique à la Clinique des maladies du système nerveux de la Faculté, lauréat de la Société médico-psychologique, de la Faculté, de l'Académie de médecine et de l'Institut. 1 vol. in-8°, rel. amateur, peau pleine, tête dorée   **8**   »

Synthèse pathologique,
par le Dʳ Manuel Leven 1 vol. in-8°, broché ....   **8**   »

par le Dʳ J. Luys, membre de l'Académie de médecine, médecin de l'hôpital de la Charité. 1 vol. in-16, reliure d'amateur, tête dorée.........................   **6**   »

Violences sur les organes sexuels de la femme dans le somnambulisme provoqué et la fascination. Étude médico-légale, par le Dʳ Mesnet, membre de l'Académie de médecine. 1 vol. in-8°, reliure d'amateur, peau pleine souple, tête dorée.................... ....   **7**   »

par le Dʳ Chipault, avec une préface de M. le professeur Terrier. 2 vol. in-8° raisin.

Tome I. — *Chirurgie cranio-cérébrale*, avec 430 figures dans le texte, dont 209 en couleurs ....   **22**   »

Tome II. — *Sous presse.*

par le Dʳ A. Mercier, ancien second médecin de l'asile cantonal des aliénés de Burghœlzli. 1 vol. in-18 raisin, reliure d'amateur, tête dorée, peau pleine souple.....................................   **4**   »

par le Dʳ Déjerine, professeur agrégé à la Faculté de médecine de Paris.

Tome I. — 1 vol. grand in-8°, broché, avec 401 figures dans le texte ....   **32**   »

Tome II. — *Sous presse.*

par le Dʳ Burlureaux, médecin-major de 1ʳᵉ classe, professeur agrégé à l'École d'application du Val-de-Grâce. *Ouvrage couronné par l'Institut* (Prix Bréant). 1 vol. in-8°, reliure d'amateur, tête dorée, peau pleine, avec 9 figures dans le texte................   **10**   »

par le Dʳ Straus, professeur à la Faculté de médecine de Paris, médecin de l'hôpital Laënnec. 1 vol. — *Sous presse.*

ou
Essai d'interprétation de la pathologie des régions paludéennes intertropicales, par le Dʳ L. de Santi, médecin-major. 1 vol. in-8° broché............................   **4**   »

par le Dʳ G. Daremberg, correspondant de l'Académie de médecine. 1 vol. broché....................................   **3 50**

Albuminurie physiologique, Albuminurie minima, par les Dʳˢ E. Lecorché, professeur agrégé à la Faculté de médecine, médecin de la maison Dubois, et Ch. Talamon, médecin de l'hôpital Tenon. 1 vol. in-16, br.   **3 50**

LIBRAIRIE RUEFF et Cie, ÉDITEURS

. · par le Dr A. AUVARD, accoucheur des hôpitaux. 1 vol. in-32 colombier, illustré de 100 gravures, dont 54 en couleurs et 11 aquarelles reproduites en chromotypographie, reliure d'amateur, peau pleine souple, tête dorée.. 8 »

par le Dr A. AUVARD, accoucheur des hôpitaux. 1 vol. in-32 colombier, illustré de 100 gravures, dont 29 en couleurs et 1 aquarelle reproduite en chromotypographie, reliure d'amateur, peau pleine souple, tête dorée. 8 »

(*Traitements anciens et nouveaux*), par le Dr F.-P. GUIARD, ancien interne des hôpitaux, avec une préface du professeur GUYON. 1 vol. in-8° carré, reliure d'amateur, peau pleine........................... 8 »

, publié sous la direction du Dr A. AUVARD, accoucheur des hôpitaux. Cet ouvrage se compose de 7 volumes format in-16 carré, reliure d'amateur, peau pleine souple, tranches dorées, qui sont répartis de la façon suivante :

TOME Ier. — *Indications thérapeutiques*, par le Dr A. AUVARD 6 50

TOME II. — *Thérapeutique générale et hygiène*, par le Dr E. CAUBET... 4 50

TOME III. — *Médications locales*, avec 35 figures dans le texte, par le D^r DE KERVILLY................................. 4 50

TOME IV. — *Opérations*, avec 112 figures dans le texte, par le Dr PERLIS.. 7 50

TOME V. — *Électricité*, avec 20 figures dans le texte, par le Dr TOUSSAINT... 4 50

TOME VI. — *Massage*, avec 64 figures dans le texte, par le D^r D'HOTMAN DE VILLIERS.................................. 4 50

TOME VII. — *Hydrothérapie et eaux minérales*, par le Dr OZENNE... 4 50

Les sept volumes réunis en un élegant carton............... 33 »

par le Dr E. DOYEN. 1 vol. in-16 double couronne, broché, tête dorée..................... 1 50

par le Dr JEAL, du Mont-Dore. 1 vol. in-16, cartonné toile.......................... 3 50

par le Dr MARTIN, ancien interne des hôpitaux... 4 »

par M. MARTIN ARTHUS, préparateur à la Faculté des sciences, docteur ès sciences. 4 »

par M. HECH, professeur à l'École de pharmacie de Nancy.............................. 4 »

LIBRAIRIE RUEFF ET Cᶦᵉ, ÉDITEURS

Guide du Parfait photographe, par M. A. GRANGER,
ex-préparateur à la Faculté des sciences...................... 4 »

Manuel théorique et pratique des bandages, par les
Dʳˢ MARÉVÉRY, MORIN et RÉTAUD, professeurs à l'Union des
Femmes de France, avec figures intercalées dans le texte. 1 vol.
in-16, broché........................ .... 1 »

Étude sur la putréfaction, par le Dʳ FRÉDÉRIC BORDAS,
préparateur au Laboratoire de toxicologie et de médecine légale,
lauréat de l'Académie de médecine (prix Stanski), lauréat de la
Faculté de médecine (prix Corvisart et prix Monthyon), avec
figures intercalées dans le texte et 15 photogravures hors texte.
1 vol. in 8°, broché.. 6 »

Traitement de la syphilis, par le Dʳ ALFRED FOURNIER, professeur à la Faculté de médecine, membre de l'Académie de
médecine, médecin de l'hôpital Saint-Louis. 1 vol. in-8°, reliure
d'amateur, peau pleine, tête dorée........................ 15 »

Les affections parasyphilitiques, par le Dʳ ALFRED
FOURNIER, professeur à la Faculté de médecine, membre de l'Académie de médecine, médecin de l'hôpital Saint-Louis. 1 vol.
in-8°, reliure d'amateur, peau pleine, tête dorée.............. 10 »

Cure radicale des hernies, avec une étude statistique de
275 opérations et 50 figures intercalées dans le texte, par le
Dʳ JUST LUCAS-CHAMPIONNIÈRE, chirurgien de l'hôpital Saint-Louis,
membre de la Société de Chirurgie, président de la Société d'Obs-
tétrique et de Gynécologie. Ouvrage couronné par l'Institut
(Académie des sciences) (prix Monthyon). 1 vol. in-8°, broché,
de 724 pages.. 12 »

Massage et mobilisation dans les fractures, par le
Dʳ JUST LUCAS-CHAMPIONNIÈRE, chirurgien de l'hôpital Saint-Louis,
membre de la Société de Chirurgie. 1 vol. in-8°. — Sous presse.

Massage, manuel théorique et pratique, par le Dʳ GEORGES
BERNE, ancien interne, lauréat des hôpitaux de Paris, aide d'anatomie à la Faculté, avec 152 figures dans le texte. 1 vol. reliure
d'amateur, peau pleine, tête dorée........................ 5 »

Formulaire, traitements, ordonnances, médica-
ments nouveaux, par le Dʳ VAUCAIRE, préface du Dʳ CH. TALAMON,
médecin de l'hôpital Tenon. 2ᵉ édit., revue et complètement mise
à jour. 1 vol. in-18.................................... 4 »

par MM. VICARIO, WEBER et
BLIND. — Sous presse.

par les Dʳˢ CAN-
CALON et MAURANGE. 1 vol. reliure amateur, peau pleine, tête
dorée... 3 »

Librairie RUEFF et Cⁱᵉ, Éditeurs

[...] [...] au Jardin botanique de l'École
[...] Pharmacie de Paris, *contenant un résumé des caractères des familles végétales et un plan du jardin,* par Léon Guignard, professeur à l'École supérieure de Pharmacie, directeur du Jardin botanique. 1 vol. in-16, cartonné toile .....   **4** »

[...] le pharmacien-chimiste, *manuel du praticien,* par A. Bouriez, pharmacien de 1ʳᵉ classe et chimiste à Lille, lauréat de la Faculté de médecine et de la Société des sciences, licencié ès sciences naturelles. 1 vol. in-16, cartonné toile .....   **4** »

Manuel de chimie clinique. *analyse de l'urine, des calculs, concrétions et sédiments, des transsudats et exsudats liquides, des liquides kystiques et du suc gastrique,* par le Dʳ Bourget, professeur à la Faculté de médecine de Lausanne. 1 vol. in-16, cartonné toile **3 50**

Technique élémentaire de bactériologie, *à l'usage des médecins,* par le Dʳ C.-J. Salomonsen, professeur agrégé à l'Université de Copenhague, directeur du Laboratoire de bactériologie médicale; traduit par le Dʳ R. Durand-Fardel, ancien chef de clinique médicale, préparateur au Laboratoire d'anatomie pathologique de la Faculté de Paris. 1 vol. in-16, cartonné toile ...   **4** »

Technique des pratiques hydrothérapiques, *observations pratiques sur la forme, la pression, la durée des procédés hydrothérapiques,* par le Dʳ L.-C. Burgonzio, traduit de l'italien, avec notes et commentaires par le Dʳ Max Durand-Fardel, membre de l'Académie de médecine, médecin inspecteur des sources d'Hauterive, à Vichy, président honoraire de la Société d'hydrologie médicale de Paris et du Congrès international d'hydrologie et de climatologie. 1 vol. in-16, cartonné toile ....   **4** »

Les syphilis à ténoïdes dans l'histoire. *La maladie et la mort de François II,* par le Dʳ Poriquet. 1 vol. illustré de vignettes et portraits, 3 fr. 50. — *Il a été tiré de cet ouvrage 100 exemplaires sur papier de Hollande, numérotés à la presse de 1 à 100.*   **10** »

[...] procédés nouveaux et de quelques [...] par C. Crinon, pharmacien de 1ʳᵉ classe, membre de la Société de Pharmacie de Paris, directeur du *Répertoire de Pharmacie.* 3ᵉ édition, revue et augmentée. 1 vol. in-18, cartonné toile ....   **4** »

[...] par M. Rossignol, professeur à l'École d'agriculture de Melun, et M. Dechambre, répétiteur de zootechnie à l'École vétérinaire d'Alfort. 2 vol. in-16, avec nombreuses figures dans le texte. Reliure en peau rouge, tête dorée. Chaque volume ....   **6** »

CORBEIL. — IMPRIMERIE CRÉTÉ DE L'ARBRE.

www.ingramcontent.com/pod-product-compliance
Lightning Source LLC
LaVergne TN
LVHW011951180726
843502LV00005B/1394